DE LA

3° SÉRIE.
N° 138

RESPONSABILITÉ DU MÉDECIN

DEVANT LES TRIBUNAUX.

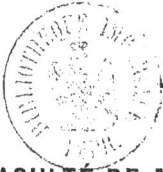

~~~◦∞◦~~~

THÈSE

PRÉSENTÉE

A LA FACULTÉ DE MÉDECINE DE STRASBOURG

ET SOUTENUE PUBLIQUEMENT

LE LUNDI 28 DÉCEMBRE 1868, A 2 HEURES DU SOIR,

POUR OBTENIR LE GRADE DE DOCTEUR EN MÉDECINE,

PAR

ÉDOUARD LELORRAIN,

DE JOIGNY (YONNE),

LICENCIÉ EN DROIT, INTERNE A L'HÔPITAL CIVIL,

ÉLÈVE DE L'ÉCOLE IMPÉRIALE DU SERVICE DE SANTÉ MILITAIRE.

~~~◦∞◦~~~

STRASBOURG,

TYPOGRAPHIE DE C. SILBERMANN, PLACE SAINT-THOMAS, 3.

1868.

A LA MÉMOIRE DE MA MÈRE.

A MON PÈRE.

A MON FRÈRE ET A MA SŒUR.

A MON ONCLE LELORRAIN.

A MES PARENTS.

A MES AMIS.

E. LELORRAIN.

A MES MAITRES.

E. LELORRAIN.

FACULTÉ DE MÉDECINE DE STRASBOURG.

Doyen : M. Stoltz O ✳.

PROFESSEURS.

MM. Stoltz O✳	Accouchements et clinique d'accouchements.
Fée O✳	Botanique et histoire naturelle médicales.
Cailliot ✳	Chimie médicale et toxicologie.
Rameaux ✳	Physique médicale et hygiène.
G. Tourdes ✳	Médecine légale et clinique des maladies des enfants.
Sédillot C✳	
Rigaud ✳	Clinique chirurgicale.
Schützenberger ✳ . . .	Clinique médicale.
Stœber ✳	Pathologie et thérapeutique générales, et clinique ophthalmologique.
Küss	Physiologie.
Michel ✳	Médecine opératoire.
L. Coze	Thérapeutique spéciale, matière médicale et pharmacie (clinique des maladies chroniques).
Hirtz✳	Clinique médicale.
Wieger	Pathologie médicale.
Bach	Pathologie chirurgicale.
Morel	Anatomie et anatomie pathologique.

Clinique des maladies syphilitiques.

Doyens honoraires : MM. R. Coze O✳ et Ehrmann O✳.
Professeur honoraire : M. Ehrmann O✳

AGRÉGÉS EN EXERCICE.

MM. Strohl.	MM. Aubenas.	MM. Beaunis.
Kirschleger.	Engel.	Monoyer.
Herrgott.	P. Schützenberger.	Feltz.
Koeberle✳.	Dumont.	Bouchard.
Hecht.	Aronssohn.	Ritter.
Boeckel (E.).	Sarazin.	

AGRÉGÉS STAGIAIRES.	AGRÉGÉS LIBRES.
MM. N..., N..., N...	MM. Dagonet, Carrière, Held.

M. Dubois, secrétaire agent-comptable.

EXAMINATEURS DE LA THÈSE.

MM. Tourdes, président.
Cailliot.
Herrgott.
Aronssohn.

La Faculté a arrêté que les opinions émises dans les dissertations qui lui sont présentées, doivent être considérées comme propres a leurs auteurs, et qu'elle n'entend ni les approuver ni les improuver.

DE

LA RESPONSABILITÉ DU MÉDECIN

DEVANT LES TRIBUNAUX.

INTRODUCTION.

La question de savoir si les médecins et chirurgiens sont responsables des accidents qui peuvent résulter des soins par eux donnés ou des opérations pratiquées dans l'exercice de leur profession, et dans quelles limites cette responsabilité peut être appliquée, présente des difficultés sérieuses.

Si d'un côté il est impossible de proclamer, en principe, une irresponsabilité absolue, qui conduirait à l'injuste et à l'absurde, en affranchissant des obligations du droit commun ceux-là mêmes que la supériorité de la science et des lumières soumet aux plus impérieux devoirs, d'un autre côté la responsabilité indéfinie ne serait pas moins inique; elle rendrait impossible l'exercice d'une des professions les plus belles et les plus utiles, elle créerait des entraves au progrès de la science, qui ne peut faire un pas sans renverser sur son chemin les erreurs les plus accréditées, les préjugés les plus respectables; l'application de cette règle, à la fois odieuse et ridicule, ouvrirait la porte aux plus monstrueux abus, et serait pour les tribunaux le présent le plus funeste, et à l'égard des justiciables le pouvoir le plus dangereux.

Aussi la jurisprudence, tant ancienne que moderne, s'est-elle attachée à ne point franchir certaines limites, à rester dans une juste mesure; mais en cela, comme en tout, la juste mesure est ce qu'il y a de plus difficile à trouver.

Point de doute qu'il ne faille interdire aux tribunaux l'appréciation de l'opportunité de tel ou tel remède, le jugement de tel ou tel appareil ou procédé chirurgical, la solution de telle ou telle question de pratique médicale; tout cela est du domaine de la science, et toute ingérence des tribunaux dans ces matières spéciales ne serait pas seulement téméraire, elle serait contraire au bon sens.

Mais il est évident que l'ignorance, la maladresse, l'impéritie, l'imprudence, la négligence grave doivent engager la responsabilité du médecin.

Où commencent-elles? Comment les distinguer de l'exercice plus ou moins habile de l'art? de l'application scientifique plus ou moins juste, plus ou moins raisonnable et raisonnée?

C'est ce que peut seule apprendre l'étude approfondie des espèces dans lesquelles ont été agitées ces questions délicates.

Avant de nous livrer à cet examen, auquel les données de la science doivent, pour bien faire, servir de contrôle, jetons sur la matière un coup d'œil historique.

HISTORIQUE.

Montesquieu s'exprime ainsi en ce qui touche la responsabilité du médecin chez les Romains :

« Les lois romaines voulaient que les médecins pussent être punis pour leur négligence ou pour leur impéritie; dans ces cas, elles condamnaient à la déportation le médecin d'une condition un peu relevée, et à la mort celui qui était d'une condition plus basse. Par nos lois, il en est autrement.

« Les lois de Rome n'avaient pas été faites dans les mêmes circonstances que les nôtres. A Rome s'ingérait dans la médecine qui voulait ; mais parmi nous, les médecins sont obligés de faire des études et de prendre certains grades. Ils sont donc censés connaître leur art » (Montesq., *Esprit des lois*, liv. XXIX, chap. XIV).

On peut donner, comme exemple de ce que les Romains entendaient par impéritie, la loi Aquilia, §§ 5 et 7, tit. III, des Institutes. *De imperitia medici :*

« Veluti, si medicus ideo servum tuum occiderit, quia male eum se-
« cuerit, aut perperum ei medicamentum dederit. »

On lit dans la loi 132, *De regulis juris :*

« Imperitia culpæ adnumeratur et culpæ reus est qui artem quam « profitetur ignorat. »

Notre ancienne jurisprudence était divisée sur la question de la responsabilité de ceux qui pratiquent l'art de guérir.

Un arrêt du Parlement de Bordeaux de 1596 condamna à 450 livres de dommages-intérêts les enfants d'un chirurgien qui avait blessé un malade en le saignant.

Par un arrêt du Parlement de Paris du 22 juin 1768, un chirurgien privilégié fut condamné à 15,000 livres par forme de réparation civile envers un jeune homme à qui il fallut couper le bras pour remédier aux suites du mauvais traitement d'une fracture, avec défense de ne plus à l'avenir exercer la chirurgie (Denizart, v° *Chirurgien*, n° 12).

Mais dans une autre espèce le Parlement de Paris décida longtemps avant cette époque, au mois de juin 1696, que les chirurgiens n'étaient pas garants et responsables de leurs traitements, tant qu'il n'y avait que de l'ignorance ou de l'impéritie de leur art : « quia ægrotus debet « sibi imputare cur talem elegerit. »

« Il n'y a, dit Brisson (*Dictionn. des arrêts*, v° *Chirurgien*) qu'un seul cas où l'on ait une action contre eux, c'est lorsqu'il y a eu dol, auquel cas c'est un véritable délit » (en quoi Brisson se trompe, le dol n'étant pas ce que dans le langage du droit on appelle *délit*, c'est-à-dire infraction susceptible d'une pénalité correctionnelle ; le dol est une tromperie, une manœuvre frauduleuse, un acte immoral, mais que la loi pénale n'atteint pas et qui ne peut donner lieu qu'à une réparation civile).

« Mais, ajoute-t-il, il en est autrement lorsqu'on ne peut leur imputer qu'un quasi-délit, à la différence du droit romain, qui voulait que l'impéritie fût regardée comme une faute. »

Conformément à ce principe, un arrêt du Parlement de Bordeaux du 6 avril 1710 renvoya un chirurgien des fins d'une demande formée contre lui, parce qu'il fut reconnu qu'il n'y avait ni dol ni malice de sa part, en lui enjoignant cependant d'appeler à l'avenir un conseil dans les cas sérieux et de s'en rapporter à l'avis de la majorité.

On sait que la toute-puissance que s'arrogeaient les Parlements dans le silence de la loi pénale leur permettait d'appliquer souvent des peines arbitraires et de statuer pour l'avenir et par voie de règlement, soit en interdisant l'exercice de telle ou telle profession, soit en le soumettant à certaines règles, conditions ou restrictions, toutes choses que nos principes modernes interdisent aux tribunaux.

Le Parlement de Bordeaux rendit encore, le 6 juin 1714, un autre arrêt dans le même sens.

Enfin, un arrêt du Parlement de Paris, du 14 septembre 1764, alloue des dommages-intérêts à un chirurgien qui avait été accusé à tort d'ignorance et de maladresse.

Voici comment Merlin rapporte cette espèce, et de quelles réflexions il en fait précéder le récit :

« Dans les opérations délicates de son art, le chirurgien doit se comporter avec toute la prudence que lui prescrivent les statuts, et n'en entreprendre aucune de cette espèce sans avoir consulté ses anciens confrères. Lorsqu'il a pris toutes les précautions nécessaires et qu'il s'est comporté suivant les règles et les indications de son art, il n'est plus responsable des événements fâcheux qui en sont quelquefois la suite ; c'est sur ce principe que fut rendu, en faveur d'un chirurgien, l'arrêt dont voici l'espèce :

« Ce chirurgien fut appelé pour remettre le bras qu'un particulier s'était cassé. Cette réduction fut suivie de la gangrène, et il fallut en venir à une amputation. Quelque temps après, le chirurgien voulut être payé. La demande déplut au particulier, qui ne se croyait pas obligé de payer la perte de son bras, et qui reprochait de l'impéritie au demandeur.

« Celui-ci soutint que l'amputation n'était devenue nécessaire que par la faute du malade, qui s'était agité après la réduction, et qui avait négligé de se comporter suivant ce qu'on lui avait prescrit. Cette contestation donna lieu à un interlocutoire, par lequel il fut dit que, « par « experts-chirurgiens nommés de part et d'autre, il serait vérifié, d'après « les déclarations respectives tant du chirurgien que du malade et autre- « ment, de la manière dont le chirurgien s'était comporté, si l'opération « et les pansements avaient été faits suivant les règles de l'art etc. » Ce rapport s'étant trouvé en faveur du chirurgien, sa demande lui fut adjugée avec 50 fr. de dommages-intérêts pour réparation de l'inculpation d'ignorance et de maladresse, et la sentence fut confirmée par un arrêt du 14 septembre 1764 » (Merlin, *Répert.*, v° *Chirurgien*, § 2, n° 5 ; Coffinières, n° 59).

Nous arrivons enfin à la loi du 19 ventôse an XI, sous l'empire de laquelle nous sommes encore placés. C'est la seule loi spéciale à la médecine, et encore est-elle très-incomplète, très-restreinte ; son interprétation est sans cesse l'objet de nombreuses controverses. Aussi faut-il nécessairement, comme nous le verrons dans la suite, avoir recours au droit commun en l'absence de dispositions expresses et catégoriques.

En ce qui concerne la question de responsabilité médicale, il n'y a dans cette loi que les art. 29 et 33 qui y soient applicables. En voici la teneur :

Art. 29. « Les officiers de santé ne peuvent pratiquer les grandes opérations chirurgicales que sous la surveillance et l'inspection d'un docteur, dans les lieux où celui-ci est établi ; et dans le cas d'accidents graves arrivés à la suite d'une opération exécutée hors de la surveillance et de l'inspection d'un docteur, il y aura recours en indemnité contre l'officier de santé qui s'en sera rendu coupable. »

Art. 33. « Les sages-femmes ne pourront employer les instruments dans les cas d'accouchements laborieux que sous la surveillance et l'inspection d'un docteur, dans les lieux où celui-ci sera établi. »

Ces deux articles peuvent se réduire à un seul, et ils ne se rapportent, comme on le voit, qu'aux personnes de l'art qui n'ont pour elles ni brevet ni diplôme. Les docteurs en médecine sont passés sous silence. Les uns en ont conclu que ces derniers n'encourent jamais aucune responsabilité; les autres, et c'est l'opinion générale, ont pensé qu'ils sont justiciables du droit commun.

Les premiers ont prétendu que du moment où la présence du docteur confère l'irresponsabilité à l'officier de santé, c'est qu'aux yeux de la loi son titre est un gage suffisant d'une instruction solide et complète, qui le met à l'abri de toute poursuite judiciaire.

Les seconds, parmi lesquels se trouve l'illustre procureur général Dupin, ont objecté que lorsque toutes les professions, toutes les fonctions soumettent dans de certaines limites ceux qui les exercent à une responsabilité, il serait impossible d'admettre que les médecins et chirurgiens seuls pussent en être exempts.

Nous qui partageons cet avis, nous ajouterons que les officiers de santé, même lorsqu'ils sont assistés d'un docteur, peuvent être, ainsi que lui, rendus responsables dans les cas d'ignorance ou d'impéritie etc., seulement alors la présomption d'incapacité n'existe plus, et c'est au demandeur en indemnité à prouver la faute dont il se plaint.

Mais est-ce à dire que quand, en l'absence du docteur, l'officier de santé a fait une grande opération et obtenu d'heureux résultats, il est punissable par cela seul qu'il a enfreint la loi? Évidemment non. L'article est formel; il faut que de graves accidents soient résultés de l'opération.

Il y a même des auteurs, comme Briand et Chaudé, qui vont plus loin et qui prétendent qu'il est nécessaire qu'outre l'inobservance de la loi, pour qu'il y ait lieu à responsabilité, la faute de l'officier de santé soit bien établie.

Nous n'osons pas être aussi affirmatif, et nous croyons qu'il ne faut pas se demander si un docteur aurait pu mieux faire, et qu'il suffit de la contravention à l'article dont s'agit pour que l'homme sans diplôme soit rendu responsable.

Nous n'entrerons pas dans la question de savoir ce que l'on doit entendre par *grande opération*; elle ne peut se résoudre qu'en connaissance du cas spécial, et toute énumération risquerait d'être incomplète ou arbitraire.

Ne devrait-on pas considérer comme telle, en jugeant la question *a posteriori*, toute opération qui aura entraîné des accidents par la faute de l'officier de santé; si insignifiante qu'elle fût pour un chirurgien habile, elle était grande pour lui, puisqu'il l'a mal faite, et alors n'était-il pas de son devoir, se sentant incapable, de se conformer à la loi en appelant un docteur?

Nous avons dit plus haut qu'il est presque universellement admis que le droit commun est applicable aux docteurs en médecine et aux officiers de santé lorsqu'ils échappent à l'art. 29 de la loi du 19 ventôse an IX.

La responsabilité dont s'agit trouve sa sanction, au point de vue de l'action civile, dans les art. 1382 et 1383 du Code Napoléon, suivant lesquels tout fait quelconque de l'homme qui cause à autrui un dommage oblige celui par la faute duquel il est arrivé à le réparer, et la réparation est due, alors même que le dommage n'est causé que par imprudence ou négligence; au point de vue de l'action publique, dans les art. 319 et 320 du Code pénal, qui punissent l'homicide ou les blessures provenant de maladresse, imprudence, inattention, négligence ou inobservation des réglements.

Quelques auteurs cependant se sont élevés contre la prétention qu'on aurait d'appliquer aux officiers de santé et aux docteurs en médecine les art. 319 et 320 du Code pénal.

D'abord, ont-ils dit, ces articles ne se rapportent évidemment qu'aux blessures ou homicides occasionnés par des faits vulgaires, tels qu'une voiture mal disposée, un cheval abandonné, une maison mal construite etc., mais non aux malheurs qu'un médecin peut avoir journellement dans sa pratique; dans tous les cas, la pénalité est de droit strict, elle ne permet pas d'établir d'analogie; il faudrait une loi spéciale, et il n'y en a pas.

Ce qui pourrait corroborer cette opinion, c'est que l'art. 29 de la loi de ventôse parle uniquement de dommages-intérêts, et ne prononce même pas le mot d'*amende*.

Quoi qu'il en soit, la jurisprudence est contraire à ce système, et assimile entièrement les médecins, sous le rapport de la responsabilité, tant civile que pénale, à tout individu qui tombe sous le coup des articles précités.

Ces principes posés et admis, reste à en faire l'application; c'est là une des missions les plus délicates que le juge puisse avoir, et nous serons forcé, pour éclairer le sujet, de citer quelques auteurs, et de reproduire des espèces. Nous ferons, sur les différents cas, des remarques et des rapprochements, nous nous permettrons d'approuver ou de blâmer en donnant nos raisons, et ce n'est qne de cette façon qu'il nous sera possible d'arriver à des conclusions raisonnables et pratiques.

Mais avant d'entrer dans les débats de toutes ces affaires si nombreuses et si variées, nous toucherons deux simples questions.

La première est celle-ci :

Un tribunal saisi d'une demande en responsabilité médicale sera-t-il toujours et nécessairement tenu de nommer des experts, des hommes de l'art, chargés de rechercher s'il y a eu faute lourde, grossière, imprudence etc., ou, sans expertise préalable, pourra-t-il prendre sur lui de résoudre la question avec ses propres lumières?

Nous ne doutons pas de la grande érudition des magistrats en général; mais ne pourra-t-il pas se rencontrer nombre de questions médicales dans lesquelles il leur serait difficile, sinon impossible, de décider s'il y a eu ou non imprudence, ignorance grossière de la part du médecin?

Et cependant, s'il leur est permis de juger *proprio sensu* des cas qui nous occupent, n'a-t-on pas à craindre que par hasard, trop confiants dans leurs lumières, il ne tranchent, au grand détriment de l'homme de l'art accusé, une question scientifique, et ne fassent peser sur lui une injuste responsabilité?

Pour dire notre pensée en un mot, ne devrait-on pas enlever aux tribunaux toute compétence en pareille matière, et l'attribuer exclusivement à une commission spéciale de médecins instruits et impartiaux?

Ce vœu a été émis bien avant nous par Fodéré, qui s'exprime ainsi, après avoir énuméré les cas qui, suivant lui, rendraient le médecin responsable :

« Ces cas seraient jugés par les Facultés et par les Sociétés de médecine, ou par les Bureaux de santé de département. Le jugement servirait de pièce probante aux tribunaux pour prononcer sur la partie civile, correctionnelle ou criminelle.

« Une législation semblable manque encore malheureusement à la sûreté des citoyens, trop souvent victimes d'un effronté qui n'a du médecin que le nom usurpé; elle ferait le triomphe des gens de l'art instruits, que l'ignorance ou l'envie accusent toujours des non-succès qu'ils ne pouvaient point ne pas avoir; elle tiendrait dans de justes bornes les amateurs des innovations, et par là contribuerait singulièrement au progrès de la médecine. »

Les souhaits de Fodéré ont été en partie réalisés. Les art. 35 et 36 de la loi du 19 ventôse an XI, qui punissent l'exercice illégal de la médecine, ont porté remède aux abus qu'il déplorait.

L'art. 29, sagement interprété par la jurisprudence, a fait rentrer les médecins dans le droit commun, qui impose à tout fauteur une certaine responsabilité, et, bien qu'en droit les tribunaux ne soient pas tenus de nommer des experts dans les cas qui exigent des connaissances spéciales, en fait ils usent toujours de la faculté d'y recourir, que le Code de procédure civile leur accorde.

Aussi le danger que nous signalions plus haut ne se présente guère

L.   2

en pratique. D'ailleurs la Cour de cassation, cette souveraine protectrice du droit et de la justice, n'hésiterait jamais à casser un arrêt qui serait basé sur une solution donnée à une question scientifique par les juges eux-mêmes.

La seconde question est la suivante :

Dans quels cas les art. 1382 et 1383 du Code civil trouveront-ils leur application, et dans quels autres pourra-t-on recourir aux art. 319 et 320 du Code pénal ?

Enfin, quelles seront les personnes admises à porter l'action en responsabilité, et à quelle juridiction pourront-elles ou devront-elles s'adresser ?

Suivant que la faute sera plus ou moins lourde, mais surtout suivant la gravité des accidents, résultats de l'ignorance trop grande ou de la négligence impardonnable du médecin, il y aura délit ou quasi-délit, responsabilité pénale ou civile. Nous ne parlons pas, bien entendu, des cas où il y a eu intention criminelle. Ces faits sortiraient de notre sujet.

Lorsqu'il n'y a lieu qu'à une réparation civile, c'est évidemment au tribunal civil seul que la partie lésée ou ses héritiers devront s'adresser, et eux seuls auront le droit d'intenter la demande.

Lorsque le cas sera justiciable des art. 319 et 320 du Code pénal, ils pourront, si le ministère public ne prend pas les devants, traduire le médecin en police correctionnelle; mais il faudra nécessairement qu'ils demandent à cette juridiction des dommages-intérêts, n'ayant par eux-mêmes ni action ni qualité pour requérir l'application d'une peine, et le tribunal correctionnel, lui, ne pourra en accorder qu'autant que le fait dommageable constituera un délit et sera puni comme tel.

Cela dit, nous passons à l'exposé de ce que les auteurs ont écrit sur la matière, et à l'examen des espèces.

Dans quels cas y aura-t-il faute, négligence, imprudence de nature à motiver la responsabilité soit civile, soit pénale ?

Un des membres les plus distingués de l'Académie de médecine, M. Double, disait, le 29 septembre 1829, dans un rapport relatif à une affaire renvoyée à l'Académie par les tribunaux civils :

« L'Académie croit de son devoir de protester contre l'application abusive dans certains cas des art. 1382 et 1383 du Code civil.

« Nul doute que les médecins ne demeurent légalement responsables des dommages qu'ils causent à autrui par la coupable application des moyens de l'art, faite sciemment, avec préméditation et dans de perfides desseins ou de criminelles intentions ; mais la responsabilité des médecins, dans l'exercice consciencieux de leur profession, ne saurait être justiciable de la loi ; les erreurs involontaires, les fautes hors de prévoyance, les résultats fâcheux hors de calcul, ne doivent relever que de l'opinion publique. Si l'on veut qu'il en soit autrement, c'en est fait de la médecine ; c'est un mandat illimité qu'il faut auprès des malades ; l'art de guérir ne peut devenir profitable qu'à cette condition. En fait donc de médecine pratique, de même qu'en matière de justice distributive, les médecins, non plus que les juges, ne sauraient devenir légalement passibles des erreurs qu'ils peuvent commettre de bonne foi dans l'exercice de leurs fonctions. Là comme ici, la responsabilité est toute morale, toute de conscience ; nulle action juridique ne peut être légalement intentée, si ce n'est en cas de captation, de dol, de fraude ou de prévarication. Ainsi le veut la juste intelligence des intérêts privés. »

Les mêmes principes ont été énergiquement défendus dans un article de M. le docteur Baude, inséré dans la *Gazette des Tribunaux*, dont voici quelques passages :

« Irez-vous, dit-il, devant un tribunal demander de l'argent en compensation d'un membre coupé à l'homme qui, dans un écrasement, vous a sauvé la vie par l'amputation ? Irez-vous, vous mère, demander des aliments pour votre enfant à celui qui n'a cru pouvoir vous sauver la vie à tous deux qu'aux dépens d'une mutilation ?

« Dans ces cas graves et terribles, entre la conscience du médecin et le patient, il n'y a que l'honneur ; entre eux pour juge, il n'y a que Dieu.

« Le médecin qui a agi d'après son savoir, sa conscience et l'honneur, a bien fait ; toute autre doctrine est fausse, et j'oserai dire dangereuse à la société. »

C'est à dire que, d'après ces auteurs, ne sera responsable que le médecin criminel ; c'est-à-dire qu'on ne pourra poursuivre un médecin qu'autant que la société tout entière se révoltera contre lui ; mais si l'on est victime unique et inconnue d'un ignorant, retranché qu'il sera derrière un diplôme, il ne sera pas permis de l'attaquer. Inutile de dire que nous repoussons cette doctrine de toutes nos forces ; aussi nous ne la discuterons même pas, et nous nous contenterons de poursuivre nos citations.

Fodéré, dont on a lu plus haut un éloquent passage, loin de voir dans l'irresponsabilité du médecin une condition nécessaire au progrès de la science, considère cette prérogative qu'on veut lui faire comme un obstacle sérieux à sa marche.

« Un des moyens, dit-il, de hâter les progrès de la médecine en France serait de rendre ceux qui l'exercent responsables de leurs fautes. »

Mais il ajoute aussitôt : « Il est vraisemblable cependant qu'on arrêterait les efforts du génie si on voulait astreindre la médecine, comme on le fait pour la religion et la jurisprudence, à des règles fixes et invariables. Ces choses peuvent être assujetties à des lois positives, parce que leur objet varie peu, au lieu que rien ne présente un fond et des formes plus variés que le corps humain vivant, objet de la médecine.

« Aussi il convient de laisser aux gens de l'art la plus grande liberté dans leurs voies de traitement, et en même temps de les rendre responsables civilement de toutes les fautes commises par trop de témérité ou par une présomptueuse ignorance, comme dans les cas suivants :

« 1° Lorsqu'on aura essayé un remède nouveau ou inconnu, ou qu'il aura été pris dans la classe des poisons, et qu'il en sera résulté de graves inconvénients pour le malade.

« 2° Lorsque, sans nécessité urgente, l'homme de l'art aura donné à une femme enceinte des remèdes desquels l'avortement se sera suivi.

« 3° Lorsque, dans une maladie grave, il sera resté dans l'inaction, tandis qu'il devait opérer etc. »

Casper, de Berlin, se montre beaucoup plus difficile pour admettre la responsabilité. Ainsi, il va jusqu'à dire que : « Les médecins qui agissent d'après l'homéopathie et négligent des traitements élémentaires, indispensables, dont la privation entraîne la mort, ne peuvent être poursuivis par la loi, car ce système a acquis la protection de l'État. »

Cette raison nous semble bien subtile, comme si l'État pouvait s'arroger le droit de patronner telle ou telle doctrine scientifique.

Cependant Casper dit plus loin « que, dans un cas d'hémorrhagie abondante, l'homéopathe qui laisserait mourir peu à peu son malade, à cause de l'impuissance de ses remèdes, serait coupable. »

Chaque auteur cite ainsi des cas où le médecin, selon lui, doit être responsable.

Le fait est, qu'en principe, il est difficile d'émettre une règle absolue; on ne peut que rester dans le vague des termes généraux : ignorance, maladresse, faute grossière.

Le procureur général Dupin dit « que, lorsque les faits reprochés aux médecins sortent de la classe de ceux qui, par leur nature, sont exclusivement réservés aux doutes et aux discussions de la science, et qu'ils se compliquent de négligence, légèreté ou ignorance des choses qu'on devrait nécessairement savoir, la responsabilité de droit commun est encourue et la compétence de la justice est ouverte. »

C'est également dans ces limites que M. Trébuchet (*Jurisprudence de la médecine*) admet l'application possible du principe de responsabilité.

Après avoir posé en thèse qu'elle ne saurait être encourue, quel que soit le résultat, pour le cas où le médecin a agi suivant sa conscience, et où il a prodigué au malade tous les soins qu'il était en son pouvoir de lui donner, il prévoit certaines hypothèses dans lesquelles, suivant lui, l'existence d'une faute grave ou d'une négligence coupable pourra rendre le médecin responsable.

« Ainsi, par exemple, dit-il, qu'un médecin ou un chirurgien soit en état d'ivresse au moment où il pratique une opération; qu'il commette, dans la rédaction d'une ordonnance, une erreur matérielle préjudiciable au malade; qu'il abandonne volontairement le malade au milieu d'une opération difficile, périlleuse, et sans vouloir en soigner les suites; que, sans motifs tirés de l'état du malade et sans prévenir la famille, il substitue au traitement prescrit par une consultation un autre traitement, à la suite duquel des accidents graves se produisent; qu'il adresse avec insistance un malade, pour la délivrance d'une prescription médicale, à un individu non reçu pharmacien et tenant indûment officine; qu'il donne lui-même des remèdes de sa composition à ses malades, en contravention aux lois et règlements; dans ces divers cas, les tribunaux pourront constater une faute grave, une imprudence, et, dès lors, appliquer le principe de la responsabilité. »

« Si un médecin, continue Trébuchet, fait l'essai de remèdes violents, bizarres, inusités, qu'il prescrit, en quelque sorte, au hasard, avec légèreté et sans se rendre un compte bien réel des suites qu'ils peuvent avoir, sa responsabilité est grandement compromise, car un médecin ne peut se permettre de semblables écarts ou essais qu'en ayant la conscience de leur nécessité, et encore il devrait toujours en prévenir la famille. Toutefois il faut, pour que, dans ce cas, la responsabilité pèse sur le médecin, qu'il ne soit pas permis de se méprendre sur son imprudence. Il ne faut pas oublier, en effet, que lorsque Laënnec, d'après Rasori, employa le premier, en France, l'émétique dans le traitement des maladies de poitrine, il souleva contre lui la Faculté tout entière, et que, son malade étant mort, peu s'en fallut qu'il ne fût poursuivi devant les tribunaux. »

Au point de vue de la responsabilité pénale du médecin, voici ce que disent MM. Adolphe Chauveau et Faustin Hélie, dans leur *Théorie du Code pénal* (art. 319 et 320).

Après avoir parlé de la façon dont on envisageait, dans l'ancien droit et le droit intermédiaire, la question des blessures et de l'homicide involontaires, et après avoir interprété, dans un sens général, le droit nouveau, ils se posent cette question :

« Mais que faut-il entendre par maladresse, imprudence, négligence, inattention, inobservation des règlements?

« Ces actes, disent-ils, n'ont point été définis ; le législateur laisse aux juges le soin de reconnaître les faits, qu'il n'a fait que dénommer. Il serait aussi difficile que superflu de suppléer à son silence en essayant d'abstraites définitions ; nous, nous nous bornerons à constater la valeur de chacun des termes de la loi, en parcourant diverses espèces où ils ont été ou pourraient être appliqués.

« La première des fautes prévues par la loi est la maladresse ; sous cette expression viennent se ranger deux classes de faits, les uns qui résultent d'une maladresse purement matérielle, les autres de l'impéritie ou de l'ignorance de l'agent.

« Celui qui émonde des arbres et qui, par le jet d'une branche sur la voie publique, blesse un passant, « Si putator, ex arbore dejecto ramo, servum tuum occiderit transeuntem, si prope viam publicam, culpæ reus est » (Instit., De Lege Aquilia, § 5) ; le maçon qui laisse tomber une pierre qu'il tenait dans ses mains ; l'architecte dont l'échafaud mal attaché s'est écroulé, rentrent dans la première classe. On peut y placer aussi cet exemple, allégué par les docteurs, d'une pierre maladroitement lancée sur un chien, et qui frappe et tue une personne qui passait.

« Les faits de maladresse qui résultent, pour ainsi dire, d'une cause morale, sont ceux qui prennent leur source dans l'ignorance ou l'impéritie de leur auteur.

« Par exemple, cette règle s'appliquerait à l'architecte ou à l'entrepreneur qui aurait élevé un édifice dont la chute, occasionnée par un vice de construction, aurait tué ou blessé quelques personnes.

« Aucune exception ne résulte, en faveur des médecins, de l'art. 29 de la loi du 19 ventôse an XI, qui se borne à déclarer que l'officier de santé qui a entrepris une grande opération chirurgicale, sans l'assistance d'un docteur en médecine, est, par ce seul fait, en faute et responsable, *même sans maladresse*, des accidents sérieux que cette surveillance aurait pu prévenir.

« Mais la loi pénale n'est applicable que dans les cas où, abstraction faite des théories et des systèmes qu'elle ne peut apprécier, il est évident, pour tout homme de bon sens, qu'il y a eu, de la part du médecin, faute lourde, maladresse visible, impéritie, et qu'il a ainsi compromis les jours du malade. »

De bons esprits ont critiqué l'extension que MM. Chauveau et Faustin Hélie donnent au mot *maladresse*, en y faisant rentrer l'ignorance et l'impéritie.

Si, disent-ils, le législateur eût voulu ériger en délit la faute résultant de l'ignorance, il eût prononcé le mot. L'opinion de Domat, qui cite ces auteurs, n'a aucune portée dans le cas actuel, car il ne parlait que de la faute, c'est-à-dire du quasi-délit, et ce que l'on recherche ici, ce n'est pas de savoir s'il y a *faute* dans l'ignorance des choses que l'on doit savoir, mais s'il y a *délit*.

Aussi repoussent-ils la responsabilité pénale du médecin pour inhabileté ou impéritie.

Soit ; puisque l'art. 319 n'a pas employé ces mots, nous admettrons qu'un arrêt qui condamnerait un médecin sous cette inculpation pût être réformé par la Cour de cassation, mais, en réalité, ce n'est là qu'une discussion oiseuse, car les juges n'auront qu'à se servir du terme d'*imprudence*, qui est dans la loi, pour être à l'abri de toute critique, et ne leur sera-t-il pas permis de qualifier d'*imprudent* le médecin ignorant ou inhabile qui aura entrepris une opération au-dessus de ses forces et de son savoir ?

Il n'est pas douteux que les art. 319 et 320 soient aussi bien applicables dans les cas où c'est un remède qui aurait produit la mort ou des désordres intérieurs, que dans celui où l'homicide ou les blessures seraient résultés d'une opération.

Jousse dit que « si le médecin ou l'apothicaire, par une simple négligence ou inhabileté, avait causé la mort à quelqu'un par ses remèdes, et qu'il fût prouvé, par des experts, qu'il en a fait un usage inconsidéré et téméraire, il doit être puni arbitrairement, suivant les circonstances, et, en outre, être condamné à des dommages-intérêts envers la personne blessée, ou envers les héritiers du défunt. »

Telle est aussi la décision de Farinacius (*Quœst.* 87, n° 45). De tout ce qui vient d'être dit, on doit conclure que les tribunaux, juges absolus de la question de savoir si le principe de la responsabilité est ou non applicable, doivent procéder, à cet égard, avec une extrême mesure.

S'il ne faut pas que l'exercice d'une profession quelconque jouisse, quoi qu'il arrive, du privilége de l'impunité, il ne faut pas non plus oublier que l'extension du principe que nous soutenons serait de nature à gêner considérablement, au grand détriment de l'humanité, l'exercice libre, consciencieux, progressif de l'art de guérir, à rendre la pratique souvent impossible, et à forcer, en quelque sorte, le médecin, plutôt que de tenter des médications nouvelles qu'il croirait salutaires, à livrer les malades aux progrès de leurs maux.

Les tribunaux ne doivent pas oublier non plus que, dans le plus grand nombre des cas, les malades sont les premiers auteurs des accidents dont ils se plaignent, et qu'il ne serait pas juste de reporter au médecin la responsabilité des imprudences par eux commises.

Ce n'est donc qu'en cas de négligence bien caractérisée ou de faute grossière évidente, qu'ils devront se décider à frapper le médecin.

Il est nécessaire, avons-nous dit, de citer quelques espèces particulières pour voir la façon dont les juges ont procédé à la recherche de la responsabilité, et les raisons qui ont été mises en avant par les parties adverses.

Nous avons d'abord un arrêt de la Cour de cassation du 18 septembre 1817.

Il s'agit ici non d'un médecin, mais d'une sage-femme; mais cela importe peu pour les principes.

L.

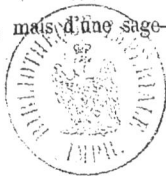

3

Cette sage-femme, appelée à un accouchement qui présentait des difficultés, compta assez sur son expérience dans l'art et son adresse à l'exercer, pour pouvoir se passer du concours d'un médecin; elle opéra avec d'autant plus de sécurité, qu'elle ne se croyait pas forcée de recourir aux instruments. — Cependant l'enfant et la mère moururent pendant le travail.

La femme David fut traduite en police correctionnelle comme prévenue d'homicide involontaire.

Le 30 mai 1817, jugement du tribunal de Saint-Claude, qui la condamne à trois mois d'emprisonnement et 50 fr. d'amende.

Appel le 23 juillet suivant. — Jugement du tribunal de Lons-le-Saulnier, qui confirme:

« Attendu qu'il résulte de l'instruction et des dépositions des témoins, notamment de celles des médecins Piquet et Bernot, qu'il y a eu imprudence grave de la part de la sage-femme David d'entreprendre et surtout de continuer un accouchement laborieux et au-dessus de ses forces, et de n'avoir point appelé de médecins pour l'y aider lorsqu'elle en connaissait le danger. »

Pourvoi en cassation de la part de la femme David pour fausse application de l'art. 319 du Code pénal et pour violation de la loi du 19 ventôse an XI.

« On ne peut, disait-on dans son intérêt, assimiler à quiconque, par maladresse, imprudence ou négligence, cause la mort, le médecin, le chirurgien ou la sage-femme qui, malgré les soins et les remèdes appliqués en connaissance de cause, voient succomber leurs malades; qui d'abord se mettra juge entre eux et le caractère, les progrès, le dernier effet de la maladie? Personne, sans doute; et quelle source de procès, s'il en pouvait être autrement! Il ne reste donc qu'incertitude, conjectures dans l'opinion qu'on pourrait se former de leur culpabilité, et comment, à plus forte raison, en déterminer sainement le degré pour y proportionner la peine; l'imprudence, la maladresse ou la négligence ne peuvent se reconnaître que dans une action contraire à la manière de s'y prendre pour arriver à un but certain et connu, ou dans l'omission des mesures de précautions spécialement prescrites à l'égard d'événements ordinaires. Peut-il en être ainsi à l'égard des maladies qui, outre la variété qu'elles offrent par elles-mêmes, en subissent encore à l'infini, par la disposition des divers sujets, le temps où elles se manifestent et l'instant où les secours de l'art sont appliqués?

« Aussi le législateur, par les art. 29 et 33 de la loi du 19 ventôse an XI, a-t-il rangé les médecins, chirurgiens et sages-femmes dans une catégorie particulière, qui les met à l'abri de l'art. 319 du Code pénal, par conséquent ne les soumet en aucun cas aux peines portées contre l'homicide volontaire.

« De l'art. 29 il résulte qu'en cas de contravention, si l'opération est suivie d'accidents graves, aucune peine n'est prononcée, qu'il y a seulement ouverture à une action en dommages-intérêts.

« De l'art. 33 il résulte que les sages-femmes ne sont tenues de requérir la présence d'un médecin ou chirurgien dans un accouchement, que lorsqu'elles y veulent employer les instruments, et il est à remarquer que la loi ne donne ici aucune action en contravention.

« Ainsi, à la rigueur, on ne peut tout au plus, dans le silence de la loi et par analogie, appliquer aux sages-femmes en cas d'accidents graves que la peine infligée aux officiers de santé. — Or je n'ai point employé d'instruments, donc je n'ai point dû appeler de médecin ou chirurgien.

« En supposant que j'aie été dans cette obligation, je ne puis être assimilée qu'aux officiers de santé, donc je n'ai donné lieu contre moi qu'à une action en dommages-intérêts, mais non à m'appliquer la peine prononcée contre l'homicide involontaire, et le jugement qui m'en a frappée, en induisant que la seule difficulté d'un accouchement sans qu'elle y emploie les instruments, suffit pour obliger une sage-femme à recourir aux médecins ou chirurgiens, donne à la loi du 19 ventôse an XI un sens ou du moins une extension qu'elle ne présente ni dans son esprit ni dans sa lettre. »

Malgré ces moyens, la Cour de cassation a rendu, le 18 septembre 1817, l'arrêt suivant :

« Attendu que dans l'état des faits, tels qu'ils sont reconnus constants par les tribunaux correctionnels de Saint-Claude et de Lons-le-Saulnier, la condamnation de la réclamante aux peines de trois mois d'emprisonnement et de 50 fr. d'amende est une juste application de l'art. 319 du Code pénal ; attendu d'ailleurs que la procédure a été régulièrement instruite, rejette le pourvoi. »

La Cour de cassation n'avait pas à apprécier les faits, elle les tient toujours pour constants. Or les premiers juges avaient déclaré qu'il y avait eu imprudence de la part de la femme David d'entreprendre un accouchement difficile sans appeler de médecin ; elle devait donc se borner à faire à la cause une juste application du droit.

Nous approuvons complétement cet arrêt, car, quoi qu'en ait dit le pourvoi en cassation, si la loi, dans l'art. 33, a parlé d'instruments, c'est qu'elle ne considérait comme cas graves, où il y avait obligation pour la sage-femme d'appeler un médecin, que ceux où elle était forcée, par exemple, d'appliquer le forceps ; mais il est évident pour tout homme de l'art qu'il y a bien d'autres cas qui, sans nécessiter l'emploi d'instruments quelconques, n'en sont pas moins très-difficiles, et alors l'esprit de la loi n'autorise-t-il pas une poursuite en responsabilité contre la sage-femme qui s'est montrée trop confiante dans son savoir ou son adresse ?

Nous admettons donc, en tout état de cause, l'assimilation complète de la sage-femme à l'officier de santé. Quant à la question de savoir si l'art. 319 du Code pénal leur est applicable, nous avons dit que notre opinion à cet égard est conforme à la jurisprudence.

MM. Briand et Chandé citent un jugement du tribunal de Domfront, du 28 septembre 1830, dans une affaire qui a eu un certain retentissement, grâce à l'appel qui fut fait à l'Académie par la justice.

Voici l'espèce :

« En 1825, le docteur Hélie fut appelé par une sage-femme pour faire un accouchement. L'enfant présentait les bras ; au lieu de chercher à opérer la version, l'accoucheur les amputa les croyant frappés de sphacèle, et pensant que l'enfant était privé de vie ; mais à peine l'accouchement était terminé, que les cris et les mouvements du nouveau-né attestèrent l'erreur ou la faute commise. L'enfant survécut, et le 6 décembre 1825, le père forma contre le médecin, devant le tribunal de Domfront, une demande en dommages-intérêts.

« Le tribunal invoqua les lumières de l'Académie de médecine et quatre de nos plus célèbres professeurs d'accouchement, Desormeaux, Deneux, Gardien et Moreau, assistés de M. Adelon, professeur de médecine légale à la Faculté, furent commis par l'Académie pour examiner le fait qui lui était déféré. Ils établirent dans leur rapport :

« 1° Que rien ne prouvait que les bras de l'enfant fussent sphacélés ; 2° que rien n'avait prouvé qu'il fût impossible d'opérer la version de l'enfant ; 3° que rien non plus n'avait mis dans la nécessité de terminer l'accouchement à quelque prix que ce fût ; 4° qu'il n'y avait pas eu nécessité d'amputer le bras droit et, à plus forte raison, le gauche dont les doigts seuls étaient engagés ; 5° que l'opération faite par le docteur Hélie devait être, dans l'espèce, qualifiée une faute contre les règles de l'art.

« Nonobstant le mérite éminent des premiers rapporteurs et l'autorité puissante de leurs noms en matière d'accouchement, l'Académie rejeta leur décision et commit cinq autres de ses membres (Desgenettes, Dupuytren, Itard, Récamier et Double) qui n'étaient point accoucheurs et qui, dans un second rapport, arrivèrent à des conclusions tout opposées :

« 1° On ne saurait décider, dirent-ils, si l'accoucheur a été fondé à penser que les bras de l'enfant fussent ou ne fussent pas sphacélés ; 2° on ne peut ni connaître ni apprécier les conditions qui pouvaient, devaient, dans l'espèce, exiger, imposer telle ou telle manœuvre ; 3° la situation de la mère restant donc indéfinie, inconnue, médicalement parlant, l'Académie ne pouvait arriver à décider si cette situation pouvait légitimer l'opération qui a été pratiquée. »

En terminant, les rapporteurs déclarèrent qu'il était du devoir de l'Académie de s'inscrire contre la jurisprudence qui tendait à admettre la responsabilité des médecins pour les faits de leur pratique.

Ce rapport fut adopté à l'unanimité.

Le tribunal de Domfront, « appréciant l'avis de l'Académie, considérant qu'il ne pourrait prendre pour règle ces avis incomplets, où les questions sont élucidées plutôt que résolues, et délibérées sous l'influence de cette pensée prédominante : que les médecins, dans l'exercice de leur profession, ne sont pas justiciables des tribunaux pour des fautes graves résultant du défaut de science, de l'imprudence, ou de quelque cause que ce soit, pourvu qu'il n'y ait pas coupable application des moyens de l'art faite sciemment et avec préméditation, dans de perfides desseins ou des intentions criminelles, pensée que le tribunal ne peut partager ;

« Considérant que les douleurs pour accoucher n'ont été vives et pressantes qu'à six heures du matin, que tout annonce qu'elles n'ont eu lieu qu'après l'arrivée du docteur Hélie, que la compression du bras droit de l'enfant n'a pu être ni violente ni de longue durée et n'a pu produire le sphacèle..... Considérant que, malgré les assertions du médecin, il est douteux qu'il ait tenté la version ; que d'ailleurs il n'a essayé aucun des moyens recommandés en pareil cas ; que, loin de là, une heure lui a suffi pour faire les préparatifs de l'accouchement, tenter, dit-il, vainement l'introduction de la main, couper les deux bras, opérer la version et délivrer la femme Foucault ; que rien ne nécessitait cette précipitation, puisqu'après six heures du matin la femme Foucault se promenait encore dans son jardin, qu'au moment de l'opération elle s'est rendue elle-même sur son lit de douleur, marchant seulement à l'aide d'un bras, et qu'après l'opération elle a marché encore pour se rendre à un autre lit ; que par conséquent l'accoucheur avait tout le temps nécessaire pour suivre, dans un accouchement qui présentait des difficultés, les prescriptions des maîtres de l'art, essayer les divers moyens que cet art lui indiquait, et appeler des confrères en consultation; que ne l'ayant pas fait, mais au contraire, ayant agi sans prudence et avec une précipitation incroyable, il est coupable d'une faute grave qui le rend responsable des dommages résultant de la mutilation de l'enfant Foucault, condamne Hélie à payer à l'enfant Foucault 100 fr. par an jusqu'à ce qu'il ait atteint l'âge de dix ans, et à lui servir ensuite une rente viagère de 200 fr. » (28 septembre 1830).

Nous ne saurions critiquer ce jugement, car il nous semble démontré par le simple exposé des faits de la cause, qu'il y a eu tout au moins imprudence de la part du médecin à agir comme il l'a fait, et que, vu la gravité de l'accident qui en est résulté, point que l'on doit toujours considérer, cela seul suffirait pour le rendre responsable.

Dans une espèce jugée par un arrêt de la Cour d'Angers, du 1er avril 1833, il s'agissait d'un officier de santé qui, en pratiquant une saignée sur un de ses malades, avait piqué l'artère brachiale; la gangrène était survenue; il avait fallu recourir à l'amputation. Le sieur C. fut traduit en police correctionnelle pour blessure par imprudence. On lui reprochait, outre la piqûre de l'artère, de n'avoir pas employé les moyens que l'art lui prescrivait en pareille occurrence, d'avoir caché l'accident à d'autres médecins qui avaient vu le malade. Quant a lui, il déniait aux tribunaux le droit de s'immiscer dans les questions médicales.

Mais le 6 février 1833, le tribunal du Mans rendit un jugement ainsi conçu :

« Considérant que par défaut de précaution, C. a occasionné à Chevalier une blessure grave et la perte du bras droit, et a ainsi encouru l'application de l'art. 320 du Code pénal qui, dans sa généralité, n'admet aucune exception d'état, dont C. voudrait se couvrir, le condamne à six jours d'emprisonnement et 50 fr. d'amende. »

Appel par C., 1er avril 1833. La Cour d'Angers, « adoptant les motifs des premiers juges, confirme. »

M. Orfila combat cette décision : « Le médecin, dit-il, ne devait pas être responsable de la piqûre de l'artère, et, d'un autre côté, il ne pouvait pas être puni pour n'avoir pas employé les moyens thérapeutiques propres à remédier à l'accident; s'il est avéré qu'il n'a pas abandonné le blessé, qu'il a au contraire continué à lui donner des soins assidus, quelque inefficaces qu'aient été ceux-ci, il devait être acquitté. »

Toute la question, selon nous, se bornait à savoir si le docteur C. avait négligemment soigné son malade après l'accident. Quant au fait en lui-même de la piqûre de l'artère, nous ne le considérons pas, avec Orfila, comme suffisant seul pour entraîner la responsabilité de l'opérateur.

Les débats de cette affaire ne nous semblent pas assez explicites pour que nous nous permettions d'approuver ou de blâmer la Cour d'Angers.

La Cour royale de Paris confirma, le 5 juillet 1833, un jugement du tribunal de la Seine, qui condamnait à 15 fr. d'amende et à 15,000 fr. de dommages-intérêts le sieur Charpentier, officier de santé, comme coupable de blessures par imprudence. Ce médecin, prenant une luxation du poignet pour une fracture, avait appliqué des éclisses et des bandages, par suite desquels la veuve Durant s'était vue estropiée et réduite à la mendicité.

M. Ollivier (d'Angers), dans son rapport à la Cour sur cette affaire, avait déclaré « qu'une luxation du radius était un de ces accidents graves qui nécessitent de la part d'un officier de santé l'appel d'un docteur, et que l'état de la femme Durand provenait moins de l'accident primitif que des moyens de traitement employés.

M. Ollivier dit qu'une luxation est un accident grave, qui nécessite de la part d'un officier de santé l'appel d'un docteur. Soit, mais le sieur Charpentier ne croyait pas avoir affaire à une luxation, puisqu'il avait diagnostiqué une fracture, et le cas lui semblant simple, il avait pu raisonnablement prendre sur lui d'appliquer un bandage. En réalité, ce n'est pas là une grande opération dans le sens absolu du mot; ce fait ne rentre pas dans la classe des opérations généralement considérées comme grandes, mais les suites, dans ce cas particulier ayant été graves, cela prouvait que l'officier de santé avait été tout au moins inattentif et imprudent en agissant seul.

Nous arrivons à un arrêt célèbre de la Cour de cassation du 18 juin 1835, rendu dans les circonstances suivantes, d'après le récit de MM. Briand et Chaudé :

« En 1832, le docteur Thouret-Noroy ayant fait au sieur Guigne une saignée au bras, ouvrit l'artère brachiale ; et quoique les assistants lui eussent fait remarquer diverses circonstances qui devaient exciter son attention, il n'employa aucun des moyens convenables pour prévenir les accidents qui devaient résulter de la piqûre de cette artère, se contentant d'appliquer sur la tumeur qui se forma au pli du coude, des topiques insignifiants. Au bout de quatre mois, un officier de santé appelé par le malade, que le docteur Thouret-Noroy avait tout à fait négligé, reconnut l'anévrysme, et tenta à plusieurs reprises d'en faire la ligature ; mais la gangrène étant survenue, il fallut amputer le bras. De là, une action en dommages-intérêts, intentée par Guigne contre Thouret-Noroy.

Le tribunal d'Évreux : « attendu que si la justice doit protéger les professions libérales contre le caprice et la mauvaise humeur, ou même contre les plaintes légitimes, mais légères, cette protection toutefois ne peut s'étendre aux abus graves, aux fautes dans lesquelles il n'est permis à personne de tomber ; qu'en effet, si l'on peut trouver dans les garanties de capacité fournies par ceux qui ont embrassé ces professions, et dans la difficulté d'appréciation des faits, une espèce de présomption ou de fin de non-recevoir suffisante pour repousser ou détruire la preuve des reproches peu importants ; si, d'une autre part et dans ce cas, les clients peuvent, jusqu'à un certain point, s'imputer de s'être adressés à un conseil ignorant ou incapable, lorsque leur choix n'était ni limité ni forcé, il faut reconnaître cependant que les art. 1382 et 1383 du Code civil reprennent toute leur force lorsqu'il y a eu maladresse, imprudence, inattention, inobservation des règles les plus simples et les plus usuelles, et surtout lorsque, pour dissimuler ou réparer les suites de ces fautes, il a été employé des moyens perfides, dangereux ou même inefficaces, au lieu de provoquer des avis plus sages ou d'y recourir soi-même ; qu'il résulte des faits articulés par Guigne, que Thouret-

L.   4

Noroy, en opérant une saignée, lui aurait ouvert une artère ; qu'il aurait cherché à dissimuler ou réparer cette faute par l'emploi des moyens que devait interdire la pratique la moins exercée ; qu'enfin, l'amputation du bras de Guigne aurait été la suite immédiate et nécessaire de ces faits, soit isolés, soit réunis ; qu'il est incontestable que la preuve qui pourrait en être faite devrait obliger Thouret-Noroy à réparer autant que possible le dommage qu'il aurait causé, sauf à lui, dans le cas contraire, à réclamer toute la sévérité de la justice contre Guigne pour le préjudice porté à sa réputation, admet le demandeur à faire la preuve des faits par lui articulés. »

Le même tribunal jugeant après l'enquête :

« Attendu qu'il résulte de l'enquête : 1° que le sieur Thouret-Noroy, faisant une saignée au sieur Guigne, a ouvert l'artère brachiale ; 2° qu'il a pu reconnaître sur-le-champ cet accident grave ; 3° que cependant, à dessein de le dissimuler, il a négligé de pratiquer immédiatement le seul moyen que l'art lui indiquait, la compression avec un corps dur, se contentant d'appliquer un simple bandage ; 4° qu'en cet état Guigne a été abandonné par lui pendant plusieurs jours ; 5° que l'anévrysme s'étant manifesté, Thouret-Noroy, au lieu de pratiquer la ligature, n'a employé que des moyens inefficaces ;

« Attendu qu'il y a eu de sa part maladresse, oubli des règles, négligence grave et conséquemment faute grossière dans la saignée et le traitement ultérieur, condamne Thouret-Noroy à payer à Guigne la somme de 600 fr. et, en outre, à lui faire une rente viagère de 150 fr. »

Thouret-Noroy ayant interjeté appel, et un appel incident ayant été formé par Guigne, non-seulement le jugement fut confirmé par la Cour de Rouen, mais Thouret-Noroy fut condamné, de plus, au paiement de 400 fr. à titre de supplément de dommages-intérêts, « attendu l'abandon où il avait laissé son malade, au moment où il avait le plus besoin de son assistance et de ses secours. »

Le jugement du tribunal d'Évreux et l'arrêt de la Cour de Rouen sont basés, comme le fait très-bien observer M. Trébuchet (*Jurispru-*

dence de la médecine et de la chirurgie en France), sur des considérants fort remarquables, et qu'on ne peut attaquer par aucune objection sérieuse. Cependant ils mirent en émoi tout le corps médical; « l'honneur et l'indépendance du corps médical étaient, disait-on, immolés dans la personne de Thouret-Noroy. »

Les médecins de Paris s'assemblèrent; une souscription fut ouverte en sa faveur, et le 2 octobre 1834 l'honorable assemblée adopta une protestation, dont la rédaction avait été confiée à une Commission composée de MM. Orfila, Double, Dubois, Bérard, Vidal de Cassis et Forget.

« Le principe de la responsabilité médicale, une fois admis, disaient les rédacteurs de la protestation, l'exercice libre, consciencieux, progressif, utile de l'art de guérir, devient impossible, et l'humanité demeure sans cesse en péril; le médecin sera dans l'alternative, ou de s'abandonner à une funeste inaction et de livrer les malades aux progrès certains de leurs maux, ou de tenter des médications, des opérations salutaires sans doute, mais telles cependant que, dans certains cas qu'on ne pourrait calculer ni prévoir, elles pourraient compromettre son honneur, sa réputation, sa fortune.

« Remarquons toutefois, ajoutaient-ils, qu'il ne s'agit en aucune manière d'entraver l'action générale des lois contre les médecins, quant aux actes qui se trouveraient entachés d'inadvertance, de mauvaise foi, d'intention coupable ou d'erreur criminelle. *Il est évident que tous les méfaits qu'on ne peut raisonnablement attribuer aux incertitudes de la science et aux difficultés de l'art, doivent être réprimés; tous les autres ne sont justiciables que de l'opinion publique.* »

Peu de temps après ce procès, l'Académie de médecine, ayant à discuter dans sa séance du 11 février 1834, un projet de loi sur l'exercice de la médecine, y inséra un article ainsi conçu :

« Les médecins et chirurgiens ne sont pas responsables des erreurs qu'ils pourraient commettre de *bonne foi* dans l'exercice consciencieux de leur art; les art. 1382 et 1383 du Code civil ne leur sont pas applicables *dans ces cas.*

M. le professeur Bouillaud et M. Maingault pensèrent que cet article laissait encore trop de latitude à la responsabilité, et M. Maingault, dont l'avis fut partagé par M. Marc, demanda qu'il fût dit que, *dans aucun cas,* les médecins ne pourraient être poursuivis devant les tribunaux.

Le professeur de médecine légale à la Faculté, M. Adelon, combattit seul l'article proposé par M. Maingault et celui de la Commission.

« Si cette opinion était admise, disait-il avec raison, la société se trouverait désarmée contre les dangers résultant de la négligence, de l'inattention et de l'imprudence des médecins. Dans ces derniers temps, ajoutait-il, quelques actions en dommages-intérêts ont été intentées ; mais, il faut le dire, les médecins qui en ont été l'objet avaient mérité d'être traduits devant les tribunaux.

(Ici MM. Briand et Chaudé rappellent en note qu'en 1850 une mère de famille, étant morte empoisonnée par suite d'une erreur commise dans l'administration d'un médicament, le médecin mis en cause avec le pharmacien, appela sur cette affaire l'attention de l'Académie ; mais la Commission chargée de l'examiner pensa que, dans le fait soumis à son appréciation, il n'y avait ni une question de responsabilité médicale, ni une question de science, que l'Académie, corps savant, ne devait ni connaître, ni s'occuper de ce fait, qui rentrait dans le droit commun. Cette conclusion fut judicieusement adoptée.)

Malgré l'insistance avec laquelle l'Académie de médecine repoussait en 1834 la responsabilité médicale, la Cour de cassation, appelée à prononcer sur le pourvoi interjeté par Thouret-Noroy, confirma la doctrine que nous soutenons ici.

Me Crémieux, plaidant pour le pourvoi, prétendait qu'il y avait dans l'arrêt de la Cour de Rouen :

1° Violation de la loi du 19 ventôse an XI et fausse application des art. 1382 et 1383 du Code civil.

2° Violation de la double maxime de droit : « *Volenti non fit injuria et consilii non fraudulentis nulla obligatio.* »

M. le procureur général Dupin, dans un très-remarquable réquisitoire, concluait au rejet du pourvoi.

Il est bon de reproduire ici cette discussion solennelle, qui, on peut
le dire, a résolu la question et mis fin à la controverse de principe.

En effet, les principes depuis n'ont point été contestés, et désormais
les arrêts ont été des arrêts d'espèces.

C'est à ce point qu'on peut s'étonner aujourd'hui de tout le bruit que
le corps médical a fait à une autre époque autour de la question, tant il
est vrai qu'on se passionne à certains moments, sous l'empire de telle
ou telle excitation extérieure, pour ou contre certaines thèses, certaines
doctrines, et que plus tard, quand le temps a calmé les esprits, quand
cette agitation a cessé, quand la vérité a repris son autorité, on est tout
surpris de voir que le simple bon sens suffisait pour résoudre une question qui au fond ne soulevait aucune difficulté sérieuse.

Ainsi, en ce qui touche la question de responsabilité médicale qui
nous occupe, la protestation ci-dessus admettait cette responsabilité au
cas de mauvaise foi, d'intention coupable; cela, à coup sûr, ne saurait
être douteux, et ces hypothèses ne sont pas les nôtres; elle l'admettait
également au cas d'inadvertance; mais qu'est-ce à dire, et que faut-il
entendre par ce mot, sinon imprudence grave, erreur lourde, inattention impardonnable, oubli des règles élémentaires?

Admettre la responsabilité en cas d'inadvertance, c'était donc laisser
les tribunaux juges des espèces; c'était accepter la théorie des fautes et
de leurs conséquences; c'était admettre l'application, au point de vue
civil, des art. 1382 et 1383, et, au point de vue pénal, des art. 319
et 320; c'était ne repousser cette responsabilité que dans les cas où les
incertitudes de la science et les difficultés de l'art peuvent rendre l'erreur excusable.

Il n'y a en cette matière que deux opinions possibles : celle qui affran-
chit de toute responsabilité, quoi qu'ils fassent et quelque erreur, quelque maladresse qu'ils commettent, les médecins revêtus du diplôme de
docteur, l'intention criminelle, bien entendu, exceptée, ou celle qui, les

soumettant au droit commun, les déclare responsables des fautes lourdes et grossières qu'ils peuvent commettre dans l'exercice de leur profession, soit qu'ils ignorent ou qu'ils méconnaissent les règles les plus élémentaires de leur art, soit qu'ils obéissent à de purs caprices et se livrent à d'imprudentes expériences; soit que, négligeant toute précaution et manquant de toute prudence, ils fassent preuve de la plus étrange maladresse ou de la plus inconcevable légèreté; soit, enfin, qu'oubliant les devoirs de l'humanité, ils abandonnent sans soin un malade dont ils ont entrepris la guérison, et que les prescriptions de la science les plus vulgaires eussent infailliblement sauvé.

La première de ces opinions était celle de MM. Maingault et Bouillaud; nous la comprenons sans la partager, car elle était logique; ils demandaient que, dans aucun cas, les médecins ne pussent être poursuivis devant les tribunaux.

La seconde, non moins logique dans ses déductions, mais fondée sur la raison, le bon sens et l'expérience de la nature humaine, était celle de M. Adelon; c'est aussi celle de MM. Briand et Chaudé, et la jurisprudence l'a consacrée de manière à clore toute discussion théorique.

Il reste un vaste champ, sinon à la controverse, du moins aux difficultés d'application.

Il est certain que chaque espèce demande et commande l'examen le plus attentif et le plus scrupuleux.

Où commencent les difficultés de l'art?

Où finissent les incertitudes de la science?

C'est la question que, dans chaque affaire, les juges devront se poser.

Dès que la difficulté artistique, dès que l'incertitude scientifique apparaîtra, le juge sera incompétent, il devra s'abstenir.

Il pourra sans doute recourir à une expertise pour découvrir cette limite, mais il ne devra jamais la franchir, à la suite des experts, pour déclarer bon ou mauvais tel ou tel système, tel ou tel procédé, tel ou tel médicament.

Ceci dit, revenons au compte rendu du fameux procès Thouret-Noroy;

commencé en 1833, terminé, par le dernier mot de la Cour de cassation, en 1835.

Résumons d'abord la plaidoierie de Mᵉ Crémieux, à l'appui du pourvoi, contre l'arrêt de la Cour de Rouen. Il disait dans l'intérêt de ce pourvoi :

« Il n'y a pas de profession qui puisse s'entourer du privilége de l'irresponsabilité devant la justice; tout fait de l'homme qui porte préjudice à autrui entraîne réparation; cette règle si juste, si équitable, s'applique à tous les hommes sans distinction de rang ni d'état; elle a son principe dans la morale, sa sanction dans la loi. Aussi, loin du demandeur en cassation la prétention de soutenir que les médecins échappent à la responsabilité de leurs faits; mais il soutient seulement qu'ils échappent à toute condamnation, à l'action judiciaire pour tout ce qui tient à l'exercice, à l'usage de leur profession, pratiquée de bonne foi et dans la mesure de leur savoir.

« Ainsi, qu'un médecin donne des remèdes contraires à la maladie et que le malade meure; qu'il opère contrairement aux règles de l'art et que le malade meure, il n'y a contre le médecin aucune action, et pourquoi? C'est que nul médecin ne peut être responsable de ses pensées, de son opinion, de son système.

« Soumis par la loi à des épreuves, à des examens, il a une capacité légale que nul ne peut lui contester. Qui pourra lui imputer à faute ce qu'il regarde comme une nécessité? Vainement ceux qui passent pour les plus habiles affirmeraient-ils que l'art indiquait d'autres voies et proscrivait le remède indiqué, l'opération entreprise; le médecin répondrait toujours : l'erreur est chez vous, le malade n'est pas mort par ma faute, car mon remède ou mon opération devait le guérir, si une circonstance imprévue ne l'eût entraîné.

« Toujours au moins, le médecin pourrait dire : il est possible que l'erreur soit chez moi, mais je suis convaincu, et l'expérience que j'ai tentée, que je crois devoir réussir, que je crois même utile au progrès de l'art, je la tenterais de nouveau, en pareille occurrence. On ne peut donc pas trouver, dans la mort d'un malade, cause de responsabilité pour un médecin, car rien n'est plus conjectural que la médecine.

« Dans ce siècle où tant d'hommes brillent, en France et en Europe, de l'éclat d'un immense savoir et d'une si belle réputation, une maladie atroce a sévi sur la population, qu'elle a, pour ainsi dire, décimée (le choléra), et l'art est demeuré impuissant. Il n'est pas une de ces grandes renommées qui n'ait tenté tous les systèmes, et tous les médecins différaient d'opinions, de vues sur la nature, sur les causes, sur les préservatifs, sur les remèdes; qui donc, parmi eux, a bien agi? qui donc pourrait être responsable? Ce que nous disons pour cette affreuse épidémie, nous pouvons le dire même pour les maladies les plus ordinaires; dès qu'elles ne suivent plus leur cours habituel, la science s'arrête et tâtonne, elle essaie; dans les premiers siècles, elle écrivait sur des colonnes le genre de maladie et le traitement qui avait réussi; aujourd'hui elle le répand dans les livres, mais chaque médecin a son système, il aide la nature à sa manière, il la brise peut-être quand il croit la seconder; rendez-le responsable, il laissera le malade.

« Le médecin ne doit pourtant pas être à l'abri de la responsabilité; il ne s'agit que de préciser :

« Un médecin appelé arrive dans un état d'ivresse, ordonne une prescription qui tue, fait subir une opération qui prive à jamais le malade d'un de ses membres; la responsabilité est certaine, elle ne reposera que sur la prescription, mal à propos ordonnée, ou l'opération faite à contre-temps; elle reposera sur ce fait de l'ivresse qui, troublant les facultés du médecin, n'a laissé à sa place qu'un homme indigne de sa profession.

« Un médecin voit un malade dans un état alarmant, il dit: cet homme est bien mal, mais je ne veux pas lui donner le remède nécessaire; tant pis pour lui, je me retire; le malade meurt. Cette retraite, au moment du plus grand danger, est un fait qui entraînera une responsabilité possible.

« Un autre opère une saignée; il s'est pourvu d'un instrument qui ne pique pas, mais qui déchire et brise, ou bien il n'a préparé aucun moyen d'arrêter le sang, et après avoir donné le coup de lancette, il a disparu, ne laissant aucun ordre, aucun préparatif, aucune ordonnance; une terrible hémorrhagie emporte le malade, ou bien un autre accident se déclare qui amène l'amputation; la responsabilité frappera le médecin.

« C'est que dans toutes ces hypothèses, on ne recherche pas si en elle-même la prescription était bonne, l'opération bien faite, ce qui est l'art, la science; on juge le fait de l'homme complétement distinct de l'avis, de l'opinion, de l'acte du médecin.

« Ce principe, que la raison indique, la législation le consacre; nonseulement aucune loi ne pose en principe la responsabilité du médecin pour ses prescriptions ou ses opérations, mais il est certain que la loi spéciale du 19 ventôse an XI vient à l'appui de notre doctrine. »

Puis Me Crémieux cite les art. 28 et 29 de cette loi, et après les avoir interprétés dans le sens de l'irresponsabilité du docteur en médecine, il continue ainsi :

« L'attaque-t-on pour avoir procédé à telle opération, ordonné tel remède dont les conséquences auraient, dit-on, été désastreuses ? il échappe au recours par son titre, par la présomption légale de savoir qui s'attache à sa profession; allons plus loin, par la nécessité de la protection qui doit l'entourer sous peine des plus grands malheurs; lui reproche-t-on, au contraire, un fait répréhensible dans lequel se trouvent confondues l'opération ou les prescriptions médicales, mais qui peut s'en détacher et dont l'influence déplorable s'est fait ressentir dans l'acte même du médecin, le recours est ouvert.

« Il en est de lui comme de l'avocat : que l'avocat donne le conseil le plus funeste aux intérêts du client qui le consulte, aucune responsabilité judiciaire ne peut l'atteindre; mais qu'on prouve qu'un fait répréhensible en lui-même a été cause que l'avocat a donné le conseil ruineux, le recours est ouvert. »

Il cite ensuite l'arrêt du Parlement de Paris de 1676, qui jugeait que les chirurgiens n'étaient pas responsables tant qu'il n'y avait que de l'igno-

L.

rance et de l'impéritie de leur part, et arrivé enfin à l'arrêt attaqué, il s'efforce d'établir que les magistrats qui l'ont rendu sont sortis des bornes de la responsabilité légale pour entrer dans le domaine de la science médicale et qu'ils ont ainsi excédé leurs attributions.

« Supposons, dit-il en terminant, que tous ces motifs trouvés incontestables par la Cour royale, trouvés insoutenables par tous les médecins, soient l'expression d'une vérité absolue, qu'en résulterait-il ? une grande ignorance de la part du médecin ; mais encore une fois, ce n'est pas son ignorance, c'est sa volonté de faillir que la loi punit, et à moins qu'on ne veuille trouver cette volonté de faillir dans l'abandon du malade, il est bien constant qu'elle ne saurait être nulle part ; or l'abandon ne saurait être coupable que si le médecin avait compris la nécessité de ses soins, et les avait refusés, par volonté de nuire ; au contraire, d'après l'arrêt, Thouret-Noroy a cru que cette tumeur n'était rien ; il a donné diverses liqueurs dans des fioles pour la guérir ; il n'a pu la dominer malgré ses diverses applications ou compressions. Il n'y a pas là un refus de traitement, il y a peut-être négation d'un état grave, en un mot, une opinion ; cette opinion peut être erronée, mais les hommes de l'art et de science ne sont pas responsables de leurs opinions, lors même qu'elles reposent sur une erreur. »

M. le procureur général Dupin prend ensuite la parole en ces termes :

« Messieurs, on doit s'étonner du caractère de généralité que le demandeur en cassation s'est efforcé de donner à cette affaire. A l'entendre, s'il ne parvient à gagner son procès, il n'y a plus de médecine possible ; les hommes les plus recommandables par leur science et leurs vertus n'oseront plus exercer leur art ; leur réputation sera mise à la merci des tribunaux, et ils se trouveront placés dans cette désespérante alternative ou de refuser leur ministère dans toutes les circonstances difficiles, ou de répondre des malades sur leur fortune et leur considération. Non, Messieurs, telle n'est pas la conséquence de l'arrêt qui vous est déféré, tel ne sera pas l'effet de celui que vous êtes appelés à rendre ; le docteur Thouret-Noroy aura seul perdu son procès, la noble profession de médecin n'en recevra pas d'atteintes, elle restera, ce qu'elle a toujours été, une des plus belles, des plus utiles, et des plus honorables quand elle est honorablement exercée. Il ne peut venir à la pensée de personne de rendre les médecins indéfiniment responsables de l'emploi d'un art qui, de l'aveu de tous, est souvent conjectural ; depuis long-temps on l'a dit :

« Quod medicorum est, promittant medici. »

« Mais si le simple défaut de science ou défaut de succès ne suffisent pas pour motiver une action contre les médecins, il peut se rencontrer des circonstances où le dol, la mauvaise foi, une pensée criminelle, une négligence inexcusable, et d'autres faits du même genre entièrement séparés de la question médicale, constituent de leur part un manque-ment aux devoirs de leur état, tel qu'on ne pourrait proclamer en pareil cas l'irresponsabilité de l'homme de l'art sans mettre en péril le reste de la société.

« Dans ces circonstances rares, mais qui peuvent se rencontrer quel-quefois, si le médecin est traduit devant les tribunaux, on ne doit pas dire que sa réputation est à leur merci ; seulement ses actes sont soumis à leur équitable appréciation, comme le sont les actions de tous les au-tres citoyens, quels que soient d'ailleurs leur état et leur condition.

« Les art. 1382 et 1383 du Code civil rappellent le principe général, que chacun est responsable des dommages qu'il a causés non-seulement par son fait, mais encore par sa négligence ou par son imprudence.

« Le savant et judicieux Domat l'avait développé en ces termes : « Toutes les pertes et tous les dommages qui peuvent arriver par le fait « de quelque personne, soit imprudence, légèreté, ignorance de ce qu'on « doit savoir, ou autres fautes semblables, si légères qu'elles puissent être, « doivent être réparées par celui dont l'imprudence ou autre faute y a « donné lieu, car c'est un tort qu'il a fait, quand même il n'aurait pas « eu intention de nuire. »

« Ce principe est établi par la loi civile de la manière la plus étendue sans exception. Il exerce sa puissance non-seulement sur les actes et sur les faits accidentels de la vie privée, mais encore sur ceux qui se rattachent à l'exercice des diverses professions ou même à celui des fonctions publiques.

« C'est principalement dans ces derniers cas, c'est-à-dire lorsqu'il s'agit de l'exercice d'une profession ou d'une fonction publique, que l'on est responsable envers les tiers, non-seulement de son imprudence, de sa légèreté, mais encore de ce qu'on doit savoir.

« Il faut mettre au nombre des dommages causés par des fautes, dit encore Domat, ceux qui arrivent par l'ignorance des choses que l'on doit savoir. Ainsi lorsqu'un artisan, pour ne pas savoir ce qui est de sa profession, fait une faute qui cause quelque dommage, il en sera tenu ; ainsi s'il arrive qu'un charretier ayant mal rangé des pierres sur une charrette, la chute d'une pierre cause quelque mal, il en répondra.

« De même l'architecte ou l'entrepreneur est responsable pendant dix ans, aux termes de l'art. 1792 du Code civil, de l'édifice qu'il a construit, et il doit réparation de tous les dommages qu'aurait occasionnés sa chute survenue en tout ou en partie par le vice de la construction, même par le vice du sol, parce qu'il devait connaître les règles de son art et les mettre en pratique de manière à prévenir cette chute.

« Une responsabilité semblable pèserait sur le charpentier, le couvreur et sur tout autre artisan exerçant une profession industrielle ; Pothier cite notamment pour exemple le cas où un charpentier aurait mis des étais trop faibles, et aurait ainsi entraîné, par sa faute, la chute d'un édifice.

« Cette rigueur de principes puisée dans la loi naturelle elle-même serait-elle uniquement réservée contre ceux qui exercent des professions mécaniques, industrielles ? de telle sorte que dans les professions scientifiques, dans les charges ou fonctions publiques qui supposent plus d'étude, plus de savoir et des conditions d'aptitude plus élevées, il y aurait à l'inverse moins de responsabilité.

« Non, Messieurs, il n'en est pas ainsi. Parcourons la série de ces principales professions, charges ou fonctions publiques ; dans toutes nous trouverons l'application du même principe, pour la réparation du dommage causé.

« 1° Le notaire répond de la nullité ou des vices des actes qu'il passe, soit qu'ils proviennent de surcharges, interlignes, additions, vices ou omissions de forme, aux termes des art. 16 et 68 de la loi du 25 ventôse an XI, et la jurisprudence et les auteurs sont d'accord pour étendre cette responsabilité aux nullités, qui sont le résultat non-seulement d'une faute proprement dite, mais encore de l'impéritie et de l'ignorance d'une chose que le notaire ne devait pas ignorer. Ainsi, dans un cas pareil, la nullité d'un testament, d'une donation ou des transactions les plus importantes retomberait à sa charge, et il serait obligé d'indemniser les parties lésées par les conséquences de son impéritie (Grenier, *Traité des donations*, t. Ier, n° 232 ; Toullier, t. V, n° 389).

« 2° L'huissier est soumis aux mêmes règles pour la nullité des exploits ou des actes dont il est chargé, provenant de sa négligence ou de son impéritie dans les choses qu'il doit savoir. (L'art. 45 du décret du 14 juin 1813 contient une application particulière de cette responsabilité.)

« 3° De même l'avoué pour les procédures qu'il est chargé de diriger.

« 4° L'agent de change, pour les opérations qui lui sont confiées.

« 5° Nul doute, enfin, que l'avocat ne soit aussi responsable dans l'exercice de sa profession. Sans doute, il ne sera pas exposé à se voir assigner à l'issue de l'audience pour répondre du jugement du procès ; l'avocat ne peut répondre de l'arrêt, il ne peut répondre de ce qui serait le résultat de l'erreur, de la partialité ou de la passion du juge ; un mal jugé est pour lui ce que la nature, la mort, la fatalité sont pour le médecin, des cas fortuits, une force majeure, mais il serait responsable si, par négligence, légèreté ou même ignorance de ce qu'il devait savoir nécessairement, il avait porté préjudice à ses clients ; l'art. 17 de l'ordonnance du 20 novembre 1822 en contient la réserve expresse.

« Cela ne veut pas dire que les notaires, les agents de change, les huissiers, les avoués et les avocats se trouveront exposés à des procès quotidiens de la part de leurs clients ; que nul d'entre eux n'osera plus se charger des actes de son ministère ; enfin que l'on méconnaîtra les règles de la simple raison, qui veulent que l'on tienne compte du plus ou moins de capacité, du plus ou moins d'expérience ou de talent dans les personnes qui exercent une même profession, et qu'on réponde aux clients qui se plaignent de ceux qu'ils ont choisis : « Pourquoi avez- « vous choisi ainsi, *cur talem elegeris?* »

« Aucune de ces objections n'est fondée, parce que dans la responsa- bilité telle que l'entend la loi civile, il ne s'agit pas de capacité plus ou moins étendue, de talent plus ou moins brillant, plus ou moins solide, mais seulement de la garantie contre l'imprudence, la négligence, la légèreté et une ignorance crasse des choses que l'on devait nécessaire- ment savoir et pratiquer dans sa profession.

« Les tribunaux sont là pour apprécier les faits, et dans cette appré- ciation, ils ne doivent pas perdre de vue ces principes : que, pour qu'un homme puisse être déclaré responsable d'un acte de sa profession, il faut qu'il y ait une faute dans son action, c'est-à-dire il faut qu'il lui ait été possible, avec plus de vigilance sur lui-même ou sur ses actes, de s'en garantir, ou que le fait qui lui est reproché soit tel qu'il soit tout à fait inexcusable de l'avoir commis.

« Ce qui doit consoler les professions de la responsabilité qui pèse sur ceux qui les exercent, c'est que l'exercice des fonctions publiques en- traîne la même responsabilité dans les cas qui en sont susceptibles. Cette responsabilité à l'égard des fonctionnaires publics est non-seulement l'application d'un principe de droit naturel, mais l'application d'un prin- cipe de droit constitutionnel.

« Ainsi, sans parler des dépositaires publics responsables des deniers ou des actes qui leur sont confiés, des conservateurs des hypothèques responsables, à peine de dommages-intérêts envers les tiers, des forma- lités que la loi leur prescrit de remplir, je parlerai de ce qui concerne les magistrats.

« Le Code de procédure établit d'une manière générale la prise à partie contre les juges en réparation du dommage qu'ils ont pu causer par leur faute à leurs justiciables ; et il établit cette action, non-seulement pour des cas de négligence, par exemple en matière criminelle, si le juge qui a tenu l'audience n'a pas signé dans les vingt-quatre heures la minute du jugement (C. d'instr. crim., art. 164), ou si le juge de paix a laissé périmer l'instance par sa faute (C. de pr., art. 15), mais encore dans des cas où il peut n'y avoir eu qu'ignorance ou oubli de la loi ; ainsi la responsabilité pèse sur le juge s'il a prononcé la contrainte par corps dans des cas pour lesquels la loi ne l'a pas établie (C. civ., art. 2063) ; sur le juge d'instruction, pour inobservation des formalités requises à l'égard des témoins (C. d'inst. crim., art. 77) ; sur le juge d'instruction et sur le ministère public, pour inobservation des formes prescrites dans les divers mandats (art. 112) ; sur le juge d'instruction ou l'officier qui a commis une nullité, qui oblige à recommencer tout ou partie de la procédure (art. 415) ; enfin sur le procureur général, s'il a porté devant la Cour une accusation hors les formes et les cas déterminés par la loi (art. 271). »

M. le procureur général cite ici l'exemple de Pothier, qui, dans un procès dont il était rapporteur, indemnisa la partie qui avait perdu son procès par suite de l'omission qu'il avait faite d'une pièce décisive dans son rapport.

« Pourquoi donc les médecins et les chirurgiens seraient-ils seuls exempts de cette responsabilité naturelle, qui pèse à la fois sur toutes les fonctions publiques et sur toutes les professions ?

« Comment donc leur diplôme serait-il pour eux un brevet d'impunité ? Renferme-t-il donc la clause burlesque qu'a rappelée à cette audience l'avocat du demandeur, le droit d'agir, *impune per omnem terram* ? Dira-t-on qu'avant d'être autorisés à exercer leur profession, ils subissent des examens, soutiennent des thèses, et que, leur capacité se trouvant ainsi légalement établie, ils n'ont plus à répondre ? Mais le notaire, l'avoué, l'avocat ont aussi des conditions à remplir, des épreuves légales à subir, des diplômes à recevoir, et cela ne les empêche pas d'être responsables.

« Dira-t-on que c'est au client à s'en prendre à lui-même du mauvais choix qu'il a fait, et qu'on pourra toujours lui dire : pourquoi avez-vous choisi celui-là ? Mais la même raison pourrait aussi bien s'appliquer à l'égard du notaire, de l'avoué, de l'avocat ?

« Dira-t-on enfin, comme les médecins eux-mêmes ont la modestie d'en convenir, que la médecine est un art conjectural, que les plus grandes renommées de la science diffèrent souvent, dans la même maladie, d'opinion, de vue, sur la nature, sur les causes, sur les préservatifs, sur les remèdes, et que nul n'osera plus entreprendre une cure, hasarder une opinion, s'il lui faut répondre du résultat ?

« Mais qui songe à imposer au médecin ou à toute autre profession scientifique quelconque une telle responsabilité ? Dans les questions de ce genre, il ne s'agit pas de savoir si le traitement a été ordonné à propos ou mal à propos, s'il devait avoir des effets salutaires ou nuisibles, si un autre n'aurait pas été préférable, si telle opération était ou non indispensable, s'il y a eu imprudence ou non à la hasarder, maladresse ou malhabileté à l'exécuter, si avec tel ou tel instrument, d'après tel ou tel procédé, elle n'aurait pas mieux réussi ? Ce sont là des questions scientifiques à débattre entre docteurs, et qui ne peuvent pas constituer des cas de responsabilité civile ni tomber sous l'examen des tribunaux.

« Mais du moment que les faits reprochés aux médecins sortent de la classe de ceux qui par leur nature sont exclusivement réservés aux doutes et aux discussions de la science, du moment qu'ils se compliquent de négligence, de légèreté ou d'ignorance des choses qu'on devait nécessairement savoir, la responsabilité de droit commun est encourue, et la compétence de la justice est ouverte.

« Qu'un médecin ordonne une potion, qu'il proportionne les éléments dont il la compose d'une manière plus ou moins salutaire, plus ou moins en harmonie avec le mal et avec le tempérament du malade, jusque-là il peut n'y avoir qu'un fait soumis aux discussions scientifiques

des docteurs ; mais qu'il prescrive une dose telle qu'elle a dû être infailliblement un poison, par exemple une once d'émétique au lieu de deux
ou trois grains, toute la responsabilité de ce fait retombe sur lui, sans
qu'il soit nécessaire, à l'égard de la responsabilité purement civile, de
rechercher s'il y a de sa part intention coupable. Il suffit qu'il y ait eu
négligence, légèreté ou méprise grossière et par cela même inexcusable.

« Assurément il serait injuste et absurde de prétendre qu'un médecin
ou un chirurgien réponde indéfiniment des résultats qu'on voudrait attribuer à l'ignorance ou à l'impéritie ; mais réciproquement il serait injuste et dangereux pour la société de proclamer comme un principe absolu qu'en aucun cas ils ne sont responsables dans l'exercice de leur art.

« Un jugement qui se serait décidé par l'une ou l'autre de ces questions ne pourrait échapper à la cassation.

« Mais si la vérité n'est dans aucun de ces deux extrêmes, elle se
trouve dans le juste milieu, qu'il faut garder ici, comme en bien d'autres
circonstances.

« Non, le médecin, le chirurgien ne sont pas indéfiniment responsables, mais ils le sont quelquefois ; ils ne le sont pas toujours, mais
on ne peut dire qu'ils ne le sont jamais.

« Cependant où est la limite de cette responsabilité ? où trouvons-
nous la ligne de démarcation ?

« Il est impossible de la fixer d'une manière générale.

« C'est au juge à la saisir et à la déterminer dans chaque espèce, selon
les faits et les circonstances, qui peuvent varier à l'infini, en ne perdant
jamais de vue le principe fondamental que nous avons posé et qui doit
toujours lui servir de guide : qu'il faut, pour qu'un homme soit responsable d'un acte de sa profession, qu'il y ait eu faute dans son action, soit
qu'il lui eût été possible, avec plus de vigilance sur lui-même ou sur ses
actes, de s'en garantir ; ou que le fait qu'il lui est reproché soit tel que
l'ignorance sur ce point ne lui était pas permise dans sa profession.

« C'est aux tribunaux à faire cette application avec discernement,
avec modération, en laissant à la science toute la latitude dont elle a

besoin, mais en accordant aussi à la justice et au droit commun tout ce qui lui appartient...

« M. le conseiller a établi dans son rapport que dans l'ancienne jurisprudence il y avait doute si l'on pouvait agir par la voie criminelle ; mais il a démontré en même temps qu'il n'y avait aucun doute qu'on pût agir par l'action civile ; seulement cette responsabilité civile, rarement provoquée, était tantôt accueillie et tantôt repoussée par les tribunaux, selon la qualité des faits et la nature des circonstances ; tout dépendait des circonstances, et, comme le dit Papon, *De la faute des médecins et chirurgiens*, il faut enquérir, c'est-à-dire il faut procéder à une instruction pour rechercher et constater la nature et la vérité des faits et juger en conséquence...

« La loi spéciale du 19 ventôse an XI, invoquée par le demandeur, ne contient rien qui soit contraire aux principes que nous venons d'exposer ; de ce qu'elle accorde un recours en indemnité contre l'officier de santé dans le cas d'accidents graves, à la suite d'une opération qu'il aurait exécutée hors de la surveillance et de l'inspection d'un docteur, on a cru être en droit de conclure que, puisque la loi déclare l'officier de santé responsable, et n'étend pas cette disposition au docteur, puisque, au contraire, le docteur, par sa surveillance, suffit pour communiquer à l'officier de santé son irresponsabilité, il est lui-même irresponsable.

« Cette conclusion n'est pas juste : la loi ne dit nulle part que le docteur en médecine est dispensé de répondre de ses faits de négligence, de légèreté etc., elle dit seulement que l'officier de santé sera soumis à un recours en indemnité pour les suites graves d'une opération lorsqu'il aura négligé d'appeler un docteur.

« Ainsi la différence entre eux, c'est que pour rendre le docteur responsable, il faudrait établir contre lui des faits de négligence, de légèreté ou d'ignorance impardonnable ; tandis que contre l'officier de santé le simple fait de n'avoir pas réclamé l'assistance d'un docteur est une négligence suffisante pour entraîner la responsabilité, et il n'y a aucun besoin d'en établir d'autre contre lui.

« Aussi voyons-nous que sous l'empire de cette loi, comme sous l'ancienne jurisprudence, la responsabilité invoquée contre les chirurgiens, pharmaciens et médecins a été appliquée par plusieurs arrêtés cités par M. le rapporteur, toutes les fois qu'il s'est présenté des cas, rares à la vérité, mais des cas précis, où les faits avaient le caractère de gravité jugé nécessaire pour entraîner cette responsabilité.

« Faisons maintenant l'application de ces principes à l'espèce :

« La Cour de cassation n'est pas juge du fait, elle n'a point à le rechercher, à le construire, à le prouver; c'est la mission des juges ordinaires. La Cour de cassation accepte le fait tel qu'il est établi dans l'arrêt attaqué, et le mal jugé fût-il patent, il suffit qu'il soit en fait pour qu'il échappe à la censure de la Cour.

« La question dépend des circonstances; voilà pourquoi, ainsi que nous l'avons vu, on peut citer des arrêts qui auront condamné, d'autres qui auront absous pour ce fait.

« Il n'y a pas non plus à examiner avec les premiers juges si, l'accident arrivé, il fallait employer tel mode de compression ou tel autre, si les moyens résolutifs étaient suffisants ou non; la question est ici entre Hippocrate et Galien; elle n'est pas judiciaire, et s'il n'y avait que de pareils motifs pour soutenir l'arrêt, ils seraient impuissants, il devrait être cassé.

« Mais l'arrêt, en cela d'ailleurs mieux motivé que le jugement des premiers juges, nous fournit d'autres faits précis, judiciairement établis, qu'il ne nous appartient pas de rechercher ni de vérifier, mais que nous devons admettre pour constants :

« Il y a eu enquête ordonnée, faite et acceptée de part et d'autre, et à la suite de ces recherches, l'arrêt déclare en termes exprès :

« Qu'il est établi par tous les documents du procès, que c'est par le fait de Thouret-Noroy, par le résultat de la saignée qu'il a pratiquée, par la lésion de l'artère brachiale, par sa négligence grave, par sa faute grossière, notamment par l'abandon du malade, dont il a refusé de visiter le bras lors même qu'il en était par lui requis, que l'amputation du bras de l'infortuné Guigne, après les opérations réitérées et douloureuses qu'il avait subies, est devenue indispensable.

« La discussion de ces faits, quant à la vérité de leur existence, n'est plus permise devant vous.

« N'y eût-il que celui d'avoir abandonné le malade et refusé de le visiter, lors même qu'il en était par lui requis, ce fait à lui seul suffirait pour justifier la condamnation en dommages-intérêts prononcée contre Thouret-Noroy. En désertant son malade, il a manqué au premier devoir de son état, à cette double qualité qui distinguait le médecin d'Horace : « *Celer atque fidelis medicus.* »

« Que les médecins se rassurent : l'exercice de leur art n'est pas mis en péril ; la gloire et la réputation de ceux qui l'exercent avec tant d'avantages pour l'humanité ne seront pas compromises par la faute d'un homme qui aura failli sous le titre de docteur. On ne conclut pas, ou l'on conclurait mal du particulier au général, et d'un fait isolé à des cas qui n'offriraient rien de semblable. Chaque profession renferme dans son sein des hommes dont elle s'enorgueillit, et d'autres qu'elle désavoue.

« Dans ces circonstances et par ces considérations, nous estimons qu'il y a lieu à rejeter le pourvoi. »

Après ce remarquable réquisitoire, la Cour de Cassation rendit, le 18 juin 1835, l'arrêt suivant :

La Cour, « attendu que pour décider que le sieur Thouret-Noroy était responsable envers Guigne de la perte de son bras, l'arrêt attaqué est fondé sur la négligence de ce médecin, sur la faute grave, et notamment sur l'abandon volontaire où il avait laissé le malade en lui refusant de lui continuer ses soins et de visiter son bras lorsqu'il en était par lui requis ; que ces faits matériels sont du nombre de ceux qui peuvent entraîner la responsabilité civile de la part des individus à qui ils sont imputables, et qu'ils sont soumis, d'après les dispositions des art. 1382 et 1383 du Code civil, à l'appréciation des juges ;

« Que l'arrêt attaqué, en se conformant à ces principes, n'a violé ni la loi du 19 ventôse an XI, ni les deux maximes de droit invoquées, et n'a commis aucun excès de pouvoir; rejette etc. »

Nous avons rapporté tout au long l'arrêt Thouret-Noroy, célèbre à cause de la polémique et du bruit que l'affaire a soulevés, et aussi à cause de la brillante discussion à laquelle il a donné lieu.

Est-il nécessaire que nous ajoutions encore aux considérations si étendues et si élevées qu'a développées M. le procureur général Dupin pour répondre au plaidoyer de Mᵉ Crémieux et fixer l'état de la question de responsabilité médicale?

Nous l'avons vu, ce dernier soutient que le médecin est responsable comme homme seulement, mais non comme docteur; il faut, d'après lui, pour qu'on puisse le poursuivre, que la faute dont on l'accuse soit un fait complétement étranger à la médecine, par exemple le fait d'avoir, étant en état d'ivresse, compromis gravement les jours ou la santé du malade.

Nous ne pouvons pas restreindre et limiter, ainsi que le fait Mᵉ Crémieux, la responsabilité du médecin. On ne demande pas seulement à l'architecte qu'il construise un édifice comme le ferait le premier venu, mais on exige de lui, sous peine de garantie, qu'il se conforme aux règles vulgaires de son art.

Qu'on ne vienne pas dire qu'en médecine il n'y a pas de règles. A quoi servirait alors l'instruction qu'on donne au docteur, si tout ce qu'on lui enseigne était une vaine fantaisie, un caprice de l'imagination des auteurs? Ainsi, un individu se casse une jambe; l'art comme le bon sens ne commande-t-il pas le repos, l'application d'un appareil contenteur? L'appareil posé, le chirurgien doit-il se croiser les bras et laisser faire la nature, sans s'inquiéter de la façon dont le malade le supporte, sans chercher à éviter les dangers d'une trop faible compression, qui rendrait l'appareil inutile, ou d'une trop forte, qui pourrait produire de grands désordres? Le médecin ne doit-il pas connaître les doses des médicaments, des poisons surtout, qu'il n'est dans aucun cas permis de dépasser?

Mᵉ Crémieux, avec les principes qu'il admet comme base de la responsabilité, n'aurait pas hésité à défendre en justice le sieur Macé, dont nous allons rapporter le procès, traduit devant les tribunaux pour avoir prescrit à un malade une potion contenant quatre grammes de cyanure de potassium, à la suite de laquelle il succomba.

Il n'y avait, en effet, pas là une faute de l'homme, car tout homme n'est pas forcé de savoir qu'à la dose de 4 grammes, le cyanure de potassium est un poison mortel.

Voici ce que nous lisons dans Briand et Chaudé sur cette affaire :

« Le sieur Macé, médecin à Saint-Malo, avait prescrit à un malade une potion dans laquelle entraient 4 grammes de cyanure de potassium ; dès la première cuillerée le malheureux périt empoisonné. Traduit en police correctionnelle à la requête du ministère public, Macé fut condamné à 200 fr. d'amende pour homicide involontaire. Appel *a minima* fut interjeté par le ministère public, et la Cour de Rennes, faisant application des art. 52 et 319 du Code pénal, et 104 du Code d'instruction criminelle, réforma le jugement et condamna Macé, le 7 décembre 1842, à 50 fr. d'amende, à trois mois de prison et aux frais. »

Nous avons maintenant un arrêt de la Cour de Besançon du 18 décembre 1844. MM. Briand et Chaudé rapportent une partie des considérants de cet arrêt, qui disent que les art. 319 et 320 sont applicables au médecin comme à tout autre individu ; mais ils ne citent pas ceux qui ont directement trait à l'affaire en litige, non plus que la décision de la Cour, qui a son importance, puisqu'il y a eu acquittement. Nous allons combler cette lacune.

Il s'agissait de l'opération d'une hernie étranglée.

« Attendu qu'en tenant même pour constants les faits reconnus par les médecins experts, et dont le plus saillant est que l'opération de la hernie inguinale étranglée, pratiquée sur le nommé Baudey d'Angicourt, aurait eu lieu par une incision inclinée faite au-dessous et à peu de distance de l'anneau inguinal, il est reconnu par les experts que l'incison de cet anneau, et par conséquent le débridement était possible, quoique plus difficile, que si l'incision avait été pratiquée sur le scrotum en remontant vers l'anneau.

« Que la comparaison entre ces deux procédés est une question d'art et de science, dont l'appréciation échappe aux tribunaux ; que d'ailleurs, non-seulement le débridement était possible par le moyen employé, mais qu'il est même demeuré douteux aux yeux des experts s'il avait été ou non opéré ; qu'une omission grave de leur rapport est celle de la reconnaissance exacte de l'anneau, point capital, sur lequel ils auraient dû porter leur attention et éclairer la justice ;

« Qu'ici le doute, entièrement favorable aux prévenus, est augmenté par plusieurs circonstances qui feraient croire au débridement, c'est-à-dire le sommeil du malade pendant six heures à la suite de l'opération, le soulagement complet qu'il a éprouvé pendant trois jours, soulagement tel qu'il disait être en paradis ; qu'il est probable, à la vérité, que la réduction n'a pas eu lieu, et qu'ainsi la dernière fin de l'acte médical n'a point été atteinte, mais qu'on peut douter aujourd'hui encore si elle pouvait l'être, une opération de ce genre étant difficile dans son exécution, incertaine dans ses résultats ; que d'ailleurs, selon le témoignage des experts, la hernie était ancienne, et sujette par conséquent à des adhérences de nature à résister à une opération plus habile ;

« Qu'il suit, comme dernière conséquence, de ces circonstances de fait, dont les tribunaux sont appréciateurs souverains, que l'acte incriminé a conservé la nature d'opération chirurgicale tendant au but que le médecin se proposait, et ne peut être qualifié de *blessure par imprudence ;*

« Que la suspension de l'opération pendant vingt-cinq minutes, et la retraite des médecins, soit pour se reposer, soit pour conférer entre eux, après avoir replacé le malade dans son lit, n'est point une faute, puisqu'il n'est point établi qu'elle a eu lieu sans utilité ou sans nécessité de leur part ;

« Qu'enfin il est justifié que, depuis l'opération, Baudey a constamment reçu les soins du docteur Vinay ;

« Par ces motifs, confirme la sentence des premiers juges quant au chef d'homicide par imprudence ; prononçant sur l'appel interjeté par les prévenus ;

« Les décharge des condamnations prononcées contre eux pour blessures par imprudence, et les renvoie sans peine, amende ni dépens. »

Nous prenons encore, dans Briand et Chaudé, les espèces suivantes :

Un arrêt de la Cour de Riom du 28 juin 1841, confirmatif d'un jugement du tribunal du Puy du 17 février précédent, a décidé que l'officier de santé, poursuivi civilement en dommages-intérêts, ne peut opposer la prescription des art. 637 et 638 du Code d'instruction criminelle. En 1841, Vissac demandait à Pagès, officier de santé, 12,000 fr. de dommages-intérêts, attendu qu'en 1830, ledit Pagès lui avait fait une opération par suite de laquelle il avait été obligé de se faire amputer le bras droit. Pagès niait qu'il y eût faute de sa part et opposait d'ailleurs la prescription triennale, attendu que le fait dont il s'agissait constituerait le délit prévu par les art. 319 et 320 du Code pénal. Le tribunal rendit le jugement suivant : « En ce qui touche la prescription, attendu que les art. 637 et 638 ne peuvent recevoir leur application que devant les tribunaux qui auraient connu des crimes et délits dont il est question en ces articles, mais ne peuvent être appliqués par les tribunaux civils; attendu qu'aux termes de l'art. 1382 du Code civil tout fait quelconque de l'homme qui cause à autrui un dommage, oblige celui par la faute duquel il est arrivé à le réparer ; que Vissac met en fait que Pagès, officier de santé, a, par négligence, maladresse ou inobservation des règlements, causé la perte de son bras; attendu que le fait est pertinent et admissible, et qu'étant dénié par Pagès, c'est le cas d'en ordonner la preuve; par ce motif, le tribunal rejette le moyen de prescription invoqué; et au fond, ordonne que Vissac prouvera, tant par acte que par témoins, que l'officier de santé a, par maladresse, négligence, inobservation des règlements, nécessité l'amputation du bras, sauf à Pagès à faire preuve contraire. » La Cour adopte ces motifs....

Un jugement du tribunal d'Évreux du 23 août 1845 avait condamné à six mois de prison et 600 fr. d'amende le sieur Signoret, docteur-médecin, qui prescrivait indifféremment à tous ses malades, quelle que soit l'affection dont ils fussent atteints, le remède *Leroy* ou *médecine curative*, et qui partageait les bénéfices de la vente de ce médicament avec un pharmacien, asssocié de son fils, « pour l'avoir administré à la dame Saugeron, à doses si fortes qu'elle en est morte. » « Attendu que ces prescriptions ont eu lieu sans connaissance de cause, et contrairement aux plus simples notions... ; qu'abstraction faite de toute spéculation coupable, sa conduite, contraire aux usages et aux devoirs de sa profession, constituerait au moins une imprudence grave de sa part; attendu que, d'après le procès-verbal des trois médecins qui ont procédé à l'autopsie, et leur affirmation orale, unanime sur ce point, la mort de la femme Saugeron doit être attribuée non pas à la maladie dont elle était atteinte, mais à l'administration intempestive et à forte dose du remède Leroy; qu'ainsi, d'une part, il y a eu imprudence, et que, d'autre part, cette imprudence a causé la mort; que Signoret a déjà été condamné correctionnellement pour complicité de débit de la médecine Leroy, qu'il vend aujourd'hui sous un nom supposé. » La Cour de Rouen, saisie de la question en appel, acquitta le prévenu le 4 décembre 1845. « Attendu que, de l'instruction et des débats, il ne résulte pas que l'emploi du médicament prescrit ait causé la mort... ; que la preuve légale n'en est pas faite... ; qu'en effet il est assez difficile, pour les médecins même les plus habiles, d'affirmer avec une entière certitude que, dans tel ou tel cas donné, c'est l'action des remèdes, et non celle de la maladie, qui a causé la mort. »

Nous croyons devoir encore reproduire un jugement du tribunal de Lyon des 8 et 15 décembre 1859, rendu dans les circonstances suivantes :

Le docteur G...n, chef du service des teigneux à l'hospice de l'Antiquaille, confia un jour à G...t, interne de la salle des vénériens, un enfant de dix ans atteint d'une teigne faveuse confluente, auquel ce dernier inocula la syphilis. Le ministère public vit dans cette conduite une pure expérimentation sans but utile pour le malade, et il traduisit les deux médecins en police correctionnelle, comme coupables de blessures involontaires. Les inculpés prétendirent en vain qu'ils n'avaient eu qu'un but, c'était de guérir la teigne faveuse par la syphilisation, suivant en cela l'avis de gens sérieux et compétents.

Le tribunal de Lyon statua en ces termes :

« Attendu qu'il résulte de l'aveu même des prévenus que, le 7 janvier 1859, par des piqûres faites à l'aide d'une lancette, G...t a inoculé du virus syphilitique à Charles Bouyon, enfant de dix ans ; qu'à la même époque G...n, averti de l'opération que G...t se proposait de faire, a confié à ce dernier l'enfant et l'a autorisé à pratiquer ladite opération ; attendu que, pour échapper à la responsabilité de ces actes, les prévenus soutiennent : 1° que les faits incriminés ne tombent pas sous l'application de la loi pénale ; 2° que le moyen tenté par eux ne l'était pas dans un but purement expérimental, mais qu'il avait principalement pour mobile la guérison du malade, et accessoirement pour effet la possibilité de résoudre une question de médecine des plus importantes et des plus controversées ; que, dès lors, ils ont agi dans la limite de leurs droits de médecins, et ne relèvent que d'eux-mêmes ; qu'en tout cas, ils n'ont pas eu l'intention de nuire, la pensée malveillante, élément constitutif d'un délit. — Sur le premier moyen : attendu que les caractères des blessures prévues par l'art. 311 du Code pénal se rencontrent dans les faits incriminés ; que, par l'expression générique qu'elle a employée, la loi a entendu toute lésion, quelque légère qu'elle soit, ayant pour résultat d'intéresser le corps ou la santé d'un individu. — Sur le deuxième moyen : attendu que les droits du médecin et ses obligations envers la science ont des limites ; que ses droits, il les tire de son dévouement envers ses semblables et de son ardent désir de les soulager ; que ses obligations envers la science doivent s'arrêter devant le respect dû au malade ; qu'il suit de là que, toutes les fois que dans l'application d'une méthode curative nouvelle, le médecin aura eu essentiellement pour but la guérison du malade et non le dessein d'expérimenter, il ne relèvera que de sa conscience, et que, dans ce cas, si la médication, thérapeutique par son but, amène, par son résultat, une découverte scientifique, il jouira légitimement de la considération et de la gloire qui s'attachent à son nom; mais que telle n'est pas la situation des prévenus; que tout, dans la cause, démontre que leur pensée dominante, leur but principal a été de résoudre, au moyen d'une expérience, la question médicale qui faisait le sujet de vives controverses; que si, accessoirement, ils ont pu se dire que l'opération pratiquée par eux pouvait éventuellement être favorable à la guérison de l'enfant, déjà atteint de la teigne, cette réflexion n'est venue que dans un ordre d'idées très-secondaire; que l'explication contraire, donnée par les prévenus, n'est qu'un moyen de défense imaginé après coup; qu'en effet, interrogé par le procureur impérial, G...n répond que s'il a donné l'autorisation, c'est qu'il était convaincu d'avance de l'inutilité de l'expérience; que dans sa thèse, G...t écrit : «avec l'autorisation du médecin chargé du service des teigneux, qui, comme nous, ne prévoyait pas le résultat qu'aurait l'inoculation,» c'est-à-dire ne prévoyait pas la transmission de la syphilis; que, dès lors, les prévenus ne peuvent soutenir avoir voulu traiter à l'aide d'un moyen curatif à l'efficacité duquel ils ne croyaient pas; qu'on ne comprendrait pas, dans ce système, pourquoi l'enfant, compris dans le service de G...n, aurait été distrait de ce service et confié à G...t pour la seule application d'une méthode curative que G...n aurait pu employer lui-même. — Sur le troisième moyen : attendu que pour qu'il y ait délit, il n'est pas nécessaire que l'auteur ait eu le dessein caractérisé et déterminé d'agir méchamment, par haine ou vengeance, mais qu'il suffit qu'il ait agi avec connaissance de cause et avec l'intention de satisfaire, au risque de nuire, soit l'intérêt de sa renommée, soit même une passion purement scientifique et désintéressée; que le risque de nuire existait dans l'espèce; qu'au moment de l'opération, les effets de l'inoculation, au point de vue de la guérison de la teigne, étaient douteux, et que peu importe que ces effets aient été favorables à l'enfant, qui, d'ailleurs, a continué d'être soumis au traitement habituel; attendu que les faits reprochés aux prévenus sont d'autant plus répréhensibles qu'ils se sont accomplis sur un enfant incapable de tout consentement libre, confié à la charité publique et aux soins des prévenus, et que ces faits constituent, à la charge de G...t, le délit de blessures volontaires, et, à la charge de G...n, celui de complicité desdites blessures ; attendu qu'il est juste de prendre en considération l'honorabilité des prévenus, le mobile scientifique qui les a poussés et le peu de préjudice éprouvé par l'enfant...; condamne G...t à 100 fr. d'amende et G...n à 50 fr. »

Ce jugement nous fournit l'exemple curieux d'un cas où le médecin, dans un but expérimental et purement scientifique, a dépassé les limites que la prudence et le respect du malade imposent à celui qui le soigne.

Nous pourrions encore citer nombre d'arrêts à l'appui de notre thèse, entre autres un arrêt de la Cour de Metz du 21 mai 1867, qui réforme un jugement en vertu duquel le docteur Richert avait été condamné à 12,000 fr. de dommages-intérêts comme coupable d'imprudence dans le traitement d'une fracture qui aurait entraîné l'amputation; mais une plus longue énumération est, ce nous semble, superflue. Cependant nous nous permettrons, pour terminer ce travail tout de compilation, de faire connaître un arrêt récent de la Cour de Dijon, qui n'a encore été donné par aucune publication, et qui, grâce aux deux questions de secret et de responsabilité médicale que l'on y trouve réunies, présente une grande importance et un véritable intérêt.

Voici d'abord l'exposé des faits tels qu'ils sont énoncés dans le rapport médico-légal qu'un des experts, M. le docteur Blanc, a bien voulu nous communiquer :

« Pour la première fois, le 20 février 1863, le docteur Bouchard est appelé à donner ses soins à l'enfant des époux Poncet, de Berzé-la-Ville, confié, depuis sa naissance, à la femme de Michel Protat, de Saint-Sorlin, pour être nourri au sein.

« Agé de vingt-cinq jours, cet enfant porte, sur les deux mains, des ulcérations autour des ongles, et des bulles de pemphigus sous les pieds.

« A l'aspect des plaies, aux caractères que présente l'éruption cutanée, et à l'époque de l'apparition des accidents, M. le docteur Bouchard reconnaît immédiatement la nature du mal qu'il a à combattre chez cet enfant, la syphilis congénitale.

« Après s'être asssuré que les lèvres, la bouche et la langue du petit malade sont indemnes, que les seins de la nourrice ne sont ni gercés ni crevassés, qu'ils n'offrent ni tache, ni vésicule, ni induration, il prescrit pour le premier : frictions mercurielles sous les aisselles et aux aines, à réitérer matin et soir ; de grands soins de propreté, et la continuation de l'allaitement ; pour la seconde : une pilule de 5 centigrammes de proto-iodure de mercure, à prendre tous les deux jours, et, à la suite de chaque tettée, des lotions avec du vin sucré sur les mamelons et autour. Bien plus, il lui recommande expressément de ne plus lui donner le sein, si, dans l'intervalle d'une visite à l'autre, elle remarquait, sur les lèvres ou dans la bouche de l'enfant, la plus légère écorchure ou le plus petit bouton.

« Visité régulièrement par le médecin, le nourrisson est complétement guéri le 10 mai suivant, et depuis jusqu'à ce jour, il n'a jamais éprouvé la moindre altération de santé.

« Quant à la nourrice, elle prend pendant cinq jours une pilule de proto-iodure de mercure, puis sous prétexte qu'elle en est incommodée, elle se refuse à en continuer l'usage.

« Sous l'influence de préoccupations faciles à comprendre, mais qu'heureusement rien ne justifie, M. le docteur Bouchard les lui remplace par de la liqueur de Van Swieten.

« La nourrice suit-elle ponctuellement et sans hésiter le nouveau traitement qui lui est ordonné ? Non ! Le lendemain, le 26 février, sans en informer M. le docteur Bouchard, elle consulte un autre médecin de l'endroit, M. le docteur Garnier, qui affirme avoir constaté chez elle une pustule muqueuse et plate au sein gauche. *dont la forme et la couleur lui ont prouvé qu'elle avait été contaminée ;* en conséquence, sans savoir que depuis la veille elle en avait commencé l'usage, il lui conseille la liqueur de Van Swieten et la continuation de l'allaitement.

« Au bout de huit jours, la nourrice abandonna la liqueur de Van

Swieten ; rien, à ses yeux, ne justifiait l'utilité d'un traitement quelconque ; elle ne souffrait pas, mangeait et digérait bien ; son lait venait en abondance ; que lui fallait-il de plus?

« Ce n'est que le 3 avril 1864, c'est-à-dire 401 jours après que M. le docteur Garnier aurait eu constaté la présence de plaques muqueuses sur le sein gauche, et 164 jours après le sevrage, que M. le docteur Bouchard est prié, par les parents Poncet, de donner de nouveaux soins à la femme Protat. Cette fois, elle est réellement atteinte d'une syphilis constitutionnelle, il n'y a pas à s'y méprendre : ulcération des amygdales, engorgement des ganglions cervicaux ; elle est dans la période des accidents dits *secondaires*.

« Mais le mari Michel Protat était également malade, et le 18 avril, lorsqu'il se présenta à l'examen du docteur Bouchard, il fut trouvé porteur de plusieurs plaques muqueuses sur les organes génitaux.

« D'où venait la syphilis dont les époux Protat étaient affectés? M. le docteur Bouchard crut que le point de départ était l'allaitement de l'enfant, et que la femme Protat l'avait transmise ensuite à son mari, et il en fait la confidence au médecin qui lui succède auprès des malades.

« Mais en juillet 1865, lorsque, arrivée à la période avancée des accidents tertiaires, la femme Protat se rendit à l'Hôtel-Dieu de Lyon, et qu'elle eut été admise dans le service de M. le professeur Teissier, l'origine qu'elle assignait à son mal fut contestée, et un spécialiste de grand renom, M. le docteur Diday, put, après un examen attentif, formuler cette conclusion :

« Il est très-douteux que la femme Protat doit à l'allaitement la sy« philis dont elle est atteinte. »

« Voilà, disent les experts-rapporteurs, les faits tels qu'ils nous ont été exposés par M. le docteur Bouchard, tels qu'ils nous ont été confirmés par nos honorés confrères de la Société de Saône-et-Loire, tels enfin que les a établis l'enquête ordonnée par la Cour.

« En quoi ces faits peuvent-ils engager la responsabilité de M. le docteur Bouchard ?

« Il importe, en premier lieu, de faire observer que le médecin n'apparaît, dans cette triste affaire, qu'au moment où l'enfant Poncet, mis au sein de sa nourrice depuis vingt-six jours, est devenu malade.

« Ce n'est pas lui qui a choisi la nourrice pour la famille Poncet; ce n'est pas lui qui a choisi le nourrisson pour la femme Protat.

« On ne pourrait donc l'accuser d'avoir compromis, par ignorance, légèreté ou imprudence, la santé de l'un au profit de l'autre.

« Comme tous les praticiens instruits, prudents et consciencieux, il savait, bien que la question soit controversable et encore controversée, que jamais on ne confie au sein d'une femme étrangère un enfant atteint ou même soupçonné d'être atteint de syphilis héréditaire.

« Consulté en temps opportun et suffisamment renseigné, il se serait conformé à ce précepte de la plus vulgaire prudence.

« Lorsqu'il est appelé auprès de l'enfant Poncet vingt-six jours après sa naissance, méconnaît-il son mal? Se trompe-t-il sur sa nature? Le traitement qu'il conseille est-il irrationnel ou mal ordonné? Non! Que lui reproche-t-on? de n'avoir pas averti la nourrice de la nature du mal de son nourrisson et, partant, ordonné le sevrage.

« Mais, si, étourdiment, M. le docteur Bouchard eût dit à la femme Protat : L'enfant que vous nourrissez de votre lait est atteint d'une syphilis héréditaire, il peut vous la transmettre; hâtez-vous de le rendre à sa famille, celle-ci ne l'accuserait-elle pas aujourd'hui et avec raison d'avoir divulgué un secret qu'il aurait surpris dans l'exercice de sa pro-fession? Singulière alternative que celle dans laquelle on a la prétention de placer notre confrère : quoi qu'il fasse, on veut qu'il soit poursuivi !

« Eh bien! nous, nous affirmons que son opinion, il ne pouvait la faire connaître qu'aux parents qui avaient eu confiance dans son savoir et dans sa discrétion, qu'à eux seuls il le devait; ainsi a-t-il fait, et nous l'en félicitons.

« Quelle conduite devait tenir le docteur Bouchard, dans un cas aussi difficile?

« De deux choses l'une : ou la nourrice était déjà infectée, et alors le sevrage était sans avantage pour elle et presque mortel pour l'enfant, ou elle ne l'était pas, et, dans cette hypothèse, des précautions bien entendues suffisaient à la préserver.

« M. le docteur Bouchard a employé, comme nous l'avons dit, tous les moyens prophylactiques d'usage ; que pouvait-on lui demander de plus ?

« En appelant un autre médecin, la femme Protat a perdu le droit de poursuivre notre confrère, et, de plus, elle a prouvé par là que ses paroles l'avaient vivement impressionnée, qu'elle avait été instruite par lui de la gravité de sa situation, autant du moins que le comporte la réserve que le secret professionnel impose au médecin.

« Maintenant est-il certain que la femme Protat doive à l'allaitement la syphilis dont elle a été atteinte ?

« Nous reconnaissons que, le 3 avril 1864, lorsqu'il a été prié par la famille Poncet de donner de nouveaux soins à la femme Protat, M. le docteur Bouchard a cru à l'infection de cette dernière par son nourrisson.

« Nous reconnaissons également qu'au lieu de s'en rapporter au dire de cette femme, il aurait dû l'examiner, et rechercher la porte d'entrée du virus.

« Mais si, dans une observation de ce genre, l'omission que nous signalons est regrettable, elle n'a du moins porté préjudice à la malade en quoi que ce soit, et n'a pu modifier le traitement.

« Ce que nous aurions désiré que notre confrère fît sur-le-champ, d'autres heureusement ont pu le faire plus tard.

« Voici, en effet, ce que nous empruntons à une note rédigée par M. le docteur Diday, le 12 juillet 1865.

« N'a-t-elle pas (la femme Protat), pendant cette absence ou même antérieurement, contracté la syphilis par un autre moyen que par l'allaitement ? Ce qui m'autorise surtout à exprimer un tel doute, c'est qu'ayant examiné cette femme le 5 juillet, de concert avec M. le docteur Teissier, avec MM. Thoreau et Tripier, internes de l'Hôtel-Dieu, nous n'avons pu découvrir chez elle aucune cicatrice aux seins, ni engorgements ganglionnaires aux aisselles. Or la syphilis transmise par l'allaitement débute par une lésion ulcéreuse, qui laisse en général une cicatrice persistante. Au contraire, nous avons, dans cet examen, constaté un engorgement ganglionnaire dur et indolent à l'aine droite. D'après ces signes, on serait donc autorisé à admettre chez cette femme une syphilis contractée par les voies génitales, plutôt qu'une syphilis résultant de l'allaitement.

« De son côté. M. le docteur Aubert, secrétaire général de la Société de Saône-et-Loire, après plus ample information, nous écrit, à la date du 4 février courant : « Si j'avais eu tous les renseignements que je viens « d'obtenir, j'aurais établi dans mon Mémoire que l'enfant Poncet n'a « point infecté sa nourrice ; que celle-ci a reçu la syphilis de son mari « postérieurement à l'allaitement. Mais cela ne fait rien à la cause de « notre confrère Bouchard ; il n'est pas plus responsable si nous admettons « l'infection par le nourrisson, selon le dire du docteur Garnier, infection à « laquelle M. Bouchard a cru d'abord en revoyant la nourrice cinq mois « après le sevrage, que si nous admettons, ce qui me paraît certain, « que la nourrice n'a point été infectée par cet enfant. »

« Que valent l'opinion de M. le docteur Bouchard et celle de M. le docteur Garnier, qui tous deux ont cru à une infection de la nourrice par le nourrisson, et ont ainsi fourni à la demande en dommages-intérêts des époux Protat le seul prétexte plausible qu'on puisse faire valoir en sa faveur ? L'un d'eux, M. le docteur Bouchard, a reconnu son erreur et il s'est rangé à l'avis de M. le docteur Diday, dont le nom en pareille matière fait autorité.

« A la vérité, M. le docteur Garnier persiste dans l'opinion qu'il avait émise, et dans l'enquête ouverte devant la Cour il affirme derechef qu'il a constaté la présence d'une *pustule muqueuse et plate* au sein gauche de la femme Protat, *dont la forme et la couleur lui ont prouvé qu'elle avait été contaminée.*

« Une pustule muqueuse et plate sur le sein d'une femme qui allaite depuis trente-trois jours un nouveau-né, chez lequel, d'après les témoins entendus, les premiers signes de la syphilis congénitale ne se sont

L.   8

manifestés aux pieds et aux mains, la bouche et les lèvres étant intactes, que douze à quinze jours après sa naissance, c'est-à-dire depuis dix-neuf à vingt et un jours au plus !

« En raison même de la gravité et de l'importance de son diagnostic, nous nous serions attendu à plus de rigueur et de précision dans la description de ce phénomène morbide de la part d'un praticien de la valeur de M. le docteur Garnier.

« Ce qu'il prend pour une pustule muqueuse et plate ne pourrait-il pas être un de ces petits abcès très-superficiels, développés entre le fascia superficialis et le derme, commun chez les nourrices, et qui siégent ordinairement au-dessous de l'aréole des mamelons ? Ils soulèvent la peau, lui donnent la teinte d'un jaune brun presque cuivré, et ils se passent rapidement ; il faut d'ailleurs que cette altération de texture ait été bien légère et bien fugace, puisqu'elle a échappé aux investigations de M. le docteur Bouchard, et qu'il a opposé, comme il oppose encore, à l'affirmation de son confrère la dénégation la plus formelle. Entre le médecin qui a vu et revu, qui avait tout intérêt à bien voir, et celui qui n'a vu qu'une seule fois et pour ainsi dire en passant, nous n'hésitons pas, nous nous plaçons du côté du premier.

« Mais si la lésion que M. le docteur Garnier signale dans sa déposition écrite n'est pas celle que nous supposions, quelle est-elle ?

« Est-ce la plaque muqueuse des auteurs, l'une des expressions les plus précoces de la diathèse syphilitique ?

« Est-ce l'accident primitif lui-même succédant à un chancre à réparation vicieuse ?

« Eh bien ! la syphilis commence toujours par un chancre, et le chancre infectant a une période d'incubation qu'on peut évaluer en moyenne à vingt jours, et qui atteint quelquefois une durée beaucoup plus longue, ainsi que le prouvent les faits cités par M. Alfred Fournier, dans un Mémoire récent (1866).

« Et il est prouvé qu'au moment où M. le docteur Garnier a visité la nourrice et son nourrisson (le 26 février), ce dernier n'était malade que depuis vingt et un jours, peut-être même depuis dix-huit. Le chancre à réparation vicieuse, pour parcourir les diverses phases par lesquelles il est obligé de passer avant d'arriver là, avait besoin d'un temps beaucoup plus long, à plus forte raison s'il s'agissait d'une plaque muqueuse, accident secondaire.

« Il est constant que, le 11 novembre 1863, la santé de la femme Protat était parfaite, et ce n'est que le 3 avril 1864, cent soixante-quatre jours après le sevrage, que M. le docteur Bouchard découvre les accidents secondaires. Ceux-ci se sont donc développés dans le temps ordinaire, de même que les accidents tertiaires ayant paru dans les premiers jours de juin, c'est-à-dire environ sept mois après le sevrage.

« Mais ce n'est plus à la science, c'est au simple bon sens que nous voulons emprunter notre dernier argument.

« Est-il admissible que l'infection remontant au 26 février et la femme Protat n'ayant subi aucun traitement, à moins qu'on ne voulût considérer comme tel les cinq pilules de proto-iodure de mercure et les 30 grammes environ de liqueur de Van Swieten, doses bien insuffisantes qu'elle a prises dans l'espace de quinze jours, est-il admissible que les manifestations d'une syphilis constitutionnelle, visibles à cette époque, se soient effacées spontanément, qu'elles aient sommeillé pendant quatorze mois, pour se réveiller brusquement, et qu'au bout de deux mois leur aient succédé des accidents tertiaires? Non, la syphilis a d'autres allures.

« Lorsqu'elle a pénétré dans l'économie, sa marche est régulière, et fatalement progressive, si l'art n'intervient pas de la manière la plus active. Le voulût-elle, une nourrice vérolée ne dérobera jamais aux regards, surtout à ceux d'une mère et d'un praticien sagaces, les empreintes d'une maladie qui s'attaque à tout l'organisme et qui le modifie si profondément. La souffrance, l'amaigrissement, l'altération du teint, les taches, les pustules et les croûtes dont la peau se couvre, ne tarderaient pas à trahir son secret.

« Concluons que : 1° la femme Protat ne doit pas à l'allaitement la maladie pour laquelle elle a reçu les soins du docteur Bouchard et de ses confrères, et qu'elle l'a puisée dans des rapports sexuels qui ont eu lieu après le sevrage, et que 2° si au moment où il a été appelé pour la seconde fois à donner ses soins à la femme Protat, il est regrettable que M. le docteur Bouchard ne l'ait pas soumise à un examen minutieux, afin de déterminer le lieu d'origine de la syphilis chez elle, la médication qu'il a établie a été entièrement et rigoureusement scientifique; qu'en conséquence, M. le docteur Bouchard, dans ce cas, n'est coupable ni de faute lourde, ni d'ignorance, ni d'imprudence, ni de négligence, ni d'abandon de son malade. »

Arrêt de la Cour de Dijon du 14 mai 1868 :

« Considérant que l'enquête ordonnée par la Cour démontre que l'enfant des époux Poncet confié à la femme Protat en qualité de nourrice, a présenté peu de jours après sa naissance les symptômes non équivoques d'un syphilis héréditaire;

« Que le 20 février 1863 le docteur Bouchard, appelé par la famille Poncet pour visiter l'enfant, alors âgé de vingt-cinq jours, a constaté l'existence de cette maladie, ordonné les remèdes nécessaires pour l'enfant et la nourrice, mais a laissé ignorer à celle-ci la nature de la maladie de son nourrisson et les dangers que son allaitement pouvait présenter pour elle;

« Que le 26 février la femme Protat a consulté un autre médecin, le docteur Garnier, qui a constaté qu'elle portait au sein gauche une pustule muqueuse et plate, dont la forme et la couleur démontraient qu'elle avait été contaminée;

« Que cependant le docteur Garnier n'a pas cru devoir prévenir la femme Protat de la nature de la maladie, parce que, a-t-il dit, le *mal était fait*, et s'est contenté de prescrire un traitement;

« Que l'enfant paraît avoir été complétement guéri, et que pendant l'allaitement et jusqu'après le sevrage, la femme Protat ne semble avoir présenté aucun symptôme nouveau de la maladie syphilitique;

« Mais qu'au mois d'avril 1864 le docteur Bouchard a reconnu qu'elle était atteinte d'une syphilis constitutionnelle;

« Qu'il a déclaré lui-même dans une lettre adressée au sieur Dupasquier, officier de santé, que cette maladie avait été communiquée à la nourrice par son nourrisson;

« Que le sieur Dupasquier, appelé à donner ses soins à la malade à partir du mois de mai 1864, a constaté à son tour les accidents les plus graves; d'abord, une salivation exagérée ou ptyalisme, puis une hémiplégie, et enfin une oblitération profonde de l'intelligence, qui a persisté jusqu'à la mort de la femme Protat;

« Considérant que plus d'une année s'est écoulée entre l'observation par le docteur Garnier des premiers symptômes syphilitiques et l'époque où ont apparu les caractères d'une syphilis constitutionnelle; que ce long intervalle, qui paraît anormal, pourrait faire naître des doutes sur le mode de communication de la maladie dont la femme Protat était atteinte au mois d'avril 1864, si le docteur Bouchard ne l'avait attribuée à l'allaitement de l'enfant Poncet; qu'en pareille matière il ne saurait appartenir aux tribunaux de méconnaître ou de contredire l'opinion de l'homme de l'art qui a observé la marche de la maladie;

« Qu'on peut donc admettre, d'après la déclaration du docteur Bouchard lui-même, que la femme Protat a reçu de son nourrisson la communication du mal qui a eu pour elle de si terribles conséquences;

« Considérant qu'en dehors des questions professionnelles exclusivement réservées par leur nature aux doutes et aux controverses de la science, le médecin est, comme tout citoyen, responsable du dommage causé par son imprudence, sa légèreté ou son impéritie notoire, en un mot, par sa faute personnelle; qu'ainsi le médecin qui, sciemment, laisse ignorer à une nourrice les dangers auxquels l'expose l'allaitement d'un enfant atteint de la syphilis congénitale, peut être déclaré responsable du préjudice causé par sa réticence; qu'il ne saurait prétendre que, appelé à donner ses soins à l'enfant seul, il n'avait pas à se préoccuper du danger que peut courir la nourrice; qu'un pareil système, qui blesse les lois de la morale, ne peut être invoqué contre une nourrice, à laquelle sa situation même impose une confiance nécessaire dans le médecin choisi par la famille de l'enfant ;

« Considérant toutefois que la responsabilité ne peut être encourue qu'autant que le préjudice est le résultat incontestable du fait de celui auquel on demande la réparation ;

« Que, d'après la déclaration du docteur Garnier, la femme Protat présentant le 24 février 1863 les symptômes apparents de la maladie syphilitique, il est vraisemblable que l'inoculation du mal avait déjà eu lieu avant le 20 février, date de la visite de l'enfant par le docteur Bouchard ;

« Qu'il n'est donc pas certain qu'à cette époque du 20 février elle aurait pu échapper à la contagion, lors même qu'avertie du danger par le médecin, elle eût aussitôt cessé l'allaitement, et qu'ainsi il n'est pas démontré que la réticence regrettable du docteur Bouchard lui ait causé préjudice ;

« Qu'en cet état des faits, la demande de dommages-intérêts formée par Protat en qualité de tuteur de ses enfants mineurs contre le docteur Bouchard, ne peut être accueillie. »

Par ces motifs : « La Cour, statuant au fond et en exécution de l'arrêt interlocutoire du 25 janvier 1866 sur l'appel interjeté par Protat du jugement rendu dans la cause par le tribunal civil de Mâcon le 9 août 1865, met ledit appel à néant ; renvoie Bouchard de la demande en dommages-intérêts formée contre lui par Protat etc. »

Cet arrêt, nous le voyons, acquitte le docteur Bouchard, mais pour un seul motif, c'est qu'il n'y a eu aucun dommage causé. Dans le fond il semble blâmer sa conduite en lui reprochant des fautes que, d'après le rapport des experts, il n'a pas commises ; par exemple celle d'avoir laissé ignorer à la nourrice la nature de la maladie de son nourrisson, et les dangers auxquels l'allaitement l'exposait pour son propre compte.

Et cependant nous avons vu quelles précautions M. le docteur Bouchard avait prises dès le moment où pour la première fois il avait découvert la syphilis chez l'enfant Poncet, avec quelle insistance il avait recommandé certains soins à la femme Protat, ce qui suffisait pour l'avertir, autant qu'il était dans le devoir du médecin de le faire, des dangers qui pouvaient survenir, devoir strictement limité dans l'espèce par un autre devoir, le secret professionnel.

Bien plus, la Cour, qui ne doit pas avoir d'opinion scientifique, déclare partager, tout en la trouvant douteuse, celle de M. le docteur Bouchard, qui, en proie à des préoccupations toutes naturelles, émet un jour l'idée que l'infection de la nourrice vient du nourrisson; elle se fait de cet aveu une arme contre le médecin, comme si elle avait le « confitentem reum, » lorsque les experts, unanimes, ont protesté contre un pareil renversement des doctrines en matière de syphilographie.

Nous en avons fini avec l'exposé des arrêts relatifs à la question de responsabilité médicale. Cette question se présentera souvent encore dans la pratique; car, nous l'avons dit et nous le répétons, il n'y a pas de principe fixe, de règle certaine, de loi propre, il ne peut pas y en avoir.

CONCLUSIONS.

La médecine, comme toute profession libérale, soumet celui qui l'exerce à une responsabilité civile et pénale lorsqu'il sort des règles élémentaires de l'art et de la science, ou qu'il contrevient aux préceptes de la plus vulgaire prudence.

Vu par le président de la thèse,
Strasbourg, le 14 décembre 1868.
TOURDES.

Permis d'imprimer.
Strasbourg, le 15 décembre 1868.
Le Recteur, CHÉRUEL.

QUESTIONS

POSÉES PAR LA FACULTÉ ET TIRÉES AU SORT, EN VERTU DE L'ARRÊTÉ DU CONSEIL DE L'INSTRUCTION PUBLIQUE DU 22 MARS 1842.

1° *Anatomie normale.* — Quels sont les muscles qui agissent dans la défécation et l'excrétion des urines?

2° *Anatomie pathologique.* — Des divers effets de l'invagination intestinale.

3° *Physiologie.* — Influence de l'olfaction sur la gustation.

4° *Hygiène.* — De la dépuration des eaux au point de vue de l'hygiène.

5° *Médecine légale.* — De la simulation et de l'imputation de viol.

6° *Accouchement.* — De quelle manière la nature parvient-elle à se débarrasser d'un fœtus extra-utérin?

7° *Histoire naturelle médicale.* — Donner les caractères différentiels des champignons vénéneux et des champignons comestibles.

8° *Chimie médicale et toxicologie.* — Du cyanogène et de ses dérivés.

9° *Pathologie et clinique externes.* — Qu'est-ce que la carie et quels sont les changements organiques que cette affection amène dans le tissu osseux?

10° *Pathologie et clinique internes.* — Des inductions fournies par la chimie pathologique, concernant les caractères et la nature des maladies. Application à la théorie de la chlorose.

11° *Médecine opératoire.* — De la ponction en général.

12° *Matière médicale et pharmacie.* — Quelles sont les formes pharmaceutiques les plus usitées pour l'administration de gommes-résines?

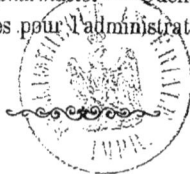

TABLE DES MATIÈRES.

———

STRASBOURG, TYPOGRAPHIE DE G. SILBERMANN.

www.ingramcontent.com/pod-product-compliance
Lightning Source LLC
Chambersburg PA
CBHW070904210326
41521CB00010B/2052